# 달 한 조각 베어 물고

More Lights on Yoga
Sri Aurobindo

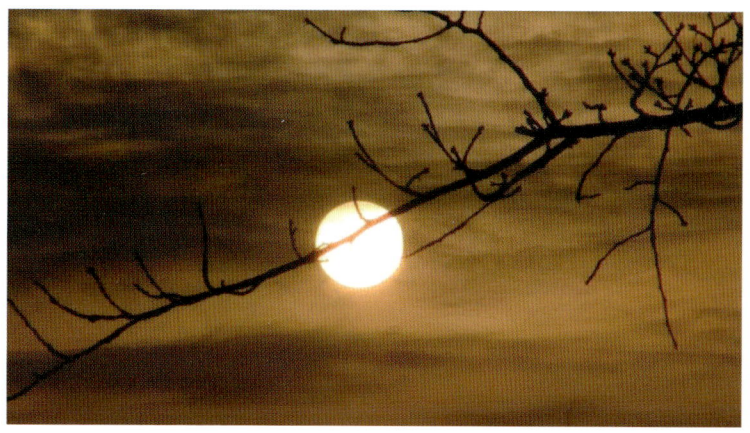

도서출판 물망초

달 한 조각 베어 물고

인쇄 2021년 5월 21일
발행 2021년 5월 26일

지은이 스리 오로빈도
옮긴이 권예지
사진 이재은

펴낸이 구충서
펴낸곳 도서출판 물망초
출판등록 2014년 10월 21일 제2013-000195호
책임 편집 황인희
디자인 박정미
주소 서울 영등포구 버드나루로 32, 동연빌딩 2층
대표전화 (02)585-9963
전자우편 mulmangcho522@hanmail.net
홈페이지 www.mulmangcho.org
ISBN 979-11-87726-23-4  93690

※ 잘못 만들어진 책은 구입하신 서점에서 바꾸어 드립니다.

달 한 조각 베어 물고

More Lights on Yoga
Sri Aurobindo

## 책을 열며

작년 초, 시부모님께서 남인도 여행을 다녀오시면서 〈More Lights on Yoga〉라는 작은 책을 선물로 주셨다. 돌아오는 비행기 안에서 읽으시고 여운이 남으셨는지 번역을 해 보면 어떻겠느냐고 넌지시 물으셨다. 무미건조한 법학 공부와 사법시험에 시달리다 요가에 빠져들었던 며느리가 시부모님 입장에서는 안쓰러우셨던가 보다.

어느덧 요가 강사 10년에 제법 바쁜 생활을 하고 있던 나로서는 시간적 여유도 별로 없었고, 영어 실력도 만만치 않아 선뜻 답을 드리진 못했다. 하지만 도전해보고 싶은 욕구만은 강했다. 요가 철학에 관심이 많았던 나는 아난드 선생님의 강의를 기다리던 중이었다. 이른 봄부터 무더운 여름 내내 요가 철학 강의를 들으면서 내 마음은 더 확고해졌다. 그래, 한 번 해 보자. 찬바람이 불기 시작하던 늦가을부터 번역을 시작했다. 인도 출판사에서도 아무 조건 없이 번역 출판을 흔쾌히 허락했다. 감사한 일들의 연속이었다.

이 책의 저자 스리 오로빈도(Sri Aurobindo)는 삶 속의 요가를 중시한다. '스리' 오로빈도라는 존칭으로 불리는 저자는 인도의 전설적인 인물이다. 요가 지도자만이 아니라 인도의 독립운동가이자 명상가이기도 했던 그는 서양에도 널리 알려진 인물이다. 1872년 인도 콜카타의 부유한 의사 집안에서 태어나, 일곱 살 때 영국으로 건너갔다. 초중고등학교를 영국에서 마친 그는 케임브리지대학에서 공부한 수재다. 졸업 후엔 조국으로 돌아가 공무원과 교육자로 지내다 벵골 분리에 대한 소요 사태를 계기로 공직을 떠나 독립운동에 몸바쳤다.

　두 차례 옥중 생활을 하며 명상과 요가에 더 깊이 심취하게 되었고, 석방 후 남은 생은 요가를 통한 영성 연구와 시 등 문학 작품 집필에 매진했다. 우리나라에도 오로빈도의 시집과 심리치료에 관한 책이 이미 여러 권 번역·출간되었다.

　이밖에도 오로빈도는 인도 철학 전반에 관한 연구 서적도 많이 출간했다. 〈바가바드기타〉, 〈우파니샤드〉 등 수많은 인도 경전의 주석서를 냈고, 요가가 초기의 수신 정신에서 벗어나 상업화되는 것을 매우 애석해하면서, '삶이 곧 요가'라는 통합 요가 Integral Yoga 연구를 완성하기도 했다.

　한마디로 그는 인류애를 중시하는 평화주의자였다. 그는 이

책에서도 '요가를 통해 사랑을 실천하고, 헌신하며 봉사하는 마음을 가져야 한다'라는 점을 일관되게 강조했듯이 살아생전에 몸소 그 마음을 실천하고자 노력했다.

 대표적인 것이 세계적으로 유명한 오로빌Auroville, 현실 너머의 이상적인 공동체다. 국가와 인종, 종교, 언어, 문화를 초월해 모든 인간이 자유롭고 평화롭게 살 수 있는 인류공동체를 꿈꾸었던 스리 오로빈도의 구상은 남인도 퐁디셰리Pondicheri의 오로빌로 구체화되었다. 그는 1950년 오로빌 근처에 있는 자신의 암자 '아쉬람'에서 생을 마쳤다. 시부모님께서 이 책을 사신 곳도 바로 그 아쉬람이다.

 오로빈도가 세상을 떠나기 2년 전인 1948년에 쓴 〈More Lights on Yoga〉라는 이 작은 책을 나는 직역하지 않았다. 제자들의 질문에 답을 한 편지들을 엮은 것이라 반복되는 부분도 많고, 인도의 옛 경전들의 이름이 별다른 설명 없이 자주 등장하는데 그 부분에 각주를 다는 것도 큰 의미가 없어 요가와 직접적인 연관이 없는 부분은 과감하게 생략하기도 했다. 그리고 그 인용이 설명하고자 하는 예시 내용은 현재 우리 상황에 맞게, 우리 식으로 바꿔서 의역을 하기도 했다. 일종의 번안이라고도 할 수 있다.

우리는 정보의 홍수 속에 살아간다. 인터넷 등을 조금만 들여다보면, 요가 철학이나 마음 치료 또는 마음가짐 등에 관한 좋은 정보나 책도 쉽게 찾을 수 있다.

몸 동작이라는 차원에서의 요가에 대해서는 훨씬 더 많은 자료와 배움터가 우리 주변 곳곳에 지천으로 널려 있다. 실제 요가를 하는 공간에서는 요가의 기본 정신은 오간 데 없이 오로지 건강과 몸매 만들기를 위한 육체적 수련과 숙달만이 넘쳐 나고 있다. 한 마디로 요가가 '맹목적인 수련'의 수단이 되어 있다고 해도 지나친 말이 아니다.

과거의 나 역시 크게 다르지 않았기에, 보물찾기를 하는 심정으로 한 페이지 한 페이지 번역을 해 나갔다. 늦도록 원서를 보고 또 보며 아주 천천히 음미하듯이 이 책을 번역했다. 그 시간이 내게는 요가를 하는 마음과 동일했다. 마음의 요가, 머리의 요가였다. 작은 책자이니 쉽게 끝내리라 생각했던 근거 없는 자신감이 부끄러운 시간이었다. 작은 책이지만 큰 세상을 담고 있었다. 책의 두께는 얇지만 가슴을 깊게 파고들며 여운을 간직하게 하는 글이 가득했다. 나의 자신감이 부끄러웠다. 나라는 존재가 깃털처럼 가볍게 느껴지는 시간이었다. 깨우칠 수 있었던 그 시간들이 내게는 무척 감사했다.

하지만, 여전히 우리 삶 속에서 육체적 건강은 매우 중요한 요소다. 자신의 영육 간의 건강은 우리 가족, 그리고 주변 사람들에게도 큰 영향을 미친다. 그래서 나는 지금도 육체적 건강을 도모하는 많은 것을 존중한다. 그리고 그중 하나로 요가를 강력히 추천한다. 저자의 말처럼 삶 속에서 요가의 정신과 수련을 늘 가까이 한다면 우리 사회가 좀 더 성숙해지지 않을까?

아무도 예상하지 못했던 코로나19 창궐 상황, 연기 속처럼 답답하고 숨 막혔던 시기에 이 책을 번역할 수 있었음은 그 자체로 내게 큰 선물이었고 기쁨이었다. 부족한 나의 인문학적 소양에도 불구하고 따뜻하게 용기를 불어넣어 주셨던 시어머니께 제일 먼저 감사를 드리고 싶다. 어머니의 응원이 없었다면 절대 불가능했을 일이다.

또 멋진 사진으로 요가의 정신을 시각화해주신 전직 언론인 이재은 선생님께도 깊이 고개 숙여 감사의 말씀을 드린다. 이재은 선생님은 시어머니의 전 직장 동료로, 주 프랑스 특파원과 충주MBC 대표이사를 역임한 분이다. 어설픈 원고를 이렇게 멋진 책으로 엮어 주신 도서출판 물망초와 편집에 애써주신 황인

희 선생님께도 감사드린다.

   끝으로 어설픈 번역문을 가장 처음 읽고 가감없이 조언해준 남편에게도 쑥스러운 감사의 인사를 전한다. 이 책 사진 중 요가 장면은 오래 전 남편이 찍어준 나의 부끄러운 모습이다.

2021년 5월
역자 권예지

# 목차

책을 열며   4

## 요가는 '참 나'를 만나는 과정   16

| | |
|---|---|
| 요가는 자유다 | 18 |
| 요가는 기도다 | 19 |
| 나 자신이 곧 우주다 | 21 |
| 인간은 유일, 불멸의 존재 | 22 |
| 요가는 스스로 터득하는 것 | 25 |
| Overmind | 27 |
| 요가의 종류 | 29 |
| 편안한 숨 쉬기: 통합 요가의 시작 | 30 |
| 깨달음이란 | 32 |
| 평온하고 자유롭고 평등한 우주 | 34 |
| 오묘한 삶과 사랑 | 35 |
| 행복 Ananda | 36 |
| 신의 은총 | 37 |
| Supermental | 38 |
| Mind-Life-Body | 39 |
| 요가는 참 나를 만나는 과정 | 40 |
| 요가는 힘 빼는 것이 아니라 힘을 사용하는 것 | 42 |
| 본능은 관성이 아니라 정신이다 | 43 |
| 요가는 나의 내면을 향한 시선 | 44 |
| 세계는 요가 열풍 중 | 45 |
| 인간의 유한성과 영원성 | 47 |

# 요가의 길                                    48

'나'라는 존재와 마음                           50
Higher mind, Lager mind                      51
건강한 마음                                   52
Vital mind와 Lower mind                      53
본능에 충실한 인간                             54
요가를 하면                                   57
육체적 마음                                   58
배꼽                                          59
정신적 육체 영역                               60
육체, 마음, 영혼                               61
내적 존재                                     62
영혼과 생명                                   63
잠재 의식 또는 무의식                          65
유한한 존재, 인간                              66
인간은 육체적 존재만은 아니다                   67
요가의 길                                     68
요가의 길 7단계                                69
뇌의 신경줄은 소통의 끈일 뿐                    70
강한 생명력                                   71
약한 생명력                                   72

## 요가의 조건 74

빛과 평화 78
모성, 어머니 79
독서의 중요성 80
정신적 수양과 교육 81
예술가와 요가인의 삶 82
요가에 규범이란 없다 83
진실의 길이 곧 요가의 길 84
요가는 나만의 안식처 85
요가는 금욕이 아니다 86
'만인은 평등하다'라는 마음이 요가의 시작 87
육체적 평등은 곧 영혼의 평등 88
어머니라는 존재 89
자기 통제는 토론에서부터 90
요가는 타인과의 관계도 매우 중요 91
요가는 고요한 평화같은 것 92
내 안의 신성을 마주할 때 93
자기중심적 사고나 집착에서 벗어나야 94
내 안의 신성, 내 영혼을 찾는 길 95
눈물의 의미 96
무지와 지적 능력은 같은 것 98
신의 은총이 여러분과 함께 99
우리 안의 신성은 곧 모성 100
모성의 기적 101
광기에 빠져서는 안 됩니다 102

| | |
|---|---|
| 화는 내지 마세요 | 104 |
| 분노를 완전히 없애버릴 수 있을까? | 105 |
| 요가는 인간의 본성을 지배한다 | 106 |
| 무의식적 위선 | 107 |
| 요가는 진지하게 해야 | 108 |
| 자신이 변하기를 바라세요? | 109 |
| 집중하세요 | 110 |
| 요가에서의 스승과 제자 | 111 |
| 생활 속의 요가 | 113 |
| 명상도 요가의 한 부분 | 114 |
| 기쁨과 슬픔, 희망과 절망을 하나로 | 115 |
| 요가는 동작이 아니라 정신이다 | 116 |
| 두려움과 불행감은 버려야 | 118 |
| 인간은 본래 행복한 존재 | 119 |
| 사랑과 헌신의 힘이 인간의 존엄성을 키워 | 120 |

## 요가의 기본 122

| | |
|---|---|
| 내 몸의 우주적 요소 | 125 |
| 요가의 궁극은 자발적인 자기 희생 | 126 |
| 육체로부터 벗어나세요 | 127 |
| 요가의 창조적인 힘 | 128 |
| 욕망과 습관의 집요함 | 129 |
| 내 안의 이중적 의식 | 130 |
| 정신적 능력도 확장되나요? | 130 |

| | |
|---|---|
| 베일은 어떻게 벗나요? | 131 |
| 착각의 우려 | 132 |
| 높은 힘과 저급한 힘 | 133 |
| 저급한 에너지와의 구별 | 134 |
| 힘의 본질과 작용 | 135 |
| 사람과 사건에 대한 집착도 금물 | 136 |
| 삶의 기쁨 | 137 |
| 변화의 기쁨이 밀물처럼 | 138 |
| 모성은 몸도 지치지 않게 해 | 139 |
| 요가만이 변화를 가져온다 | 140 |
| 평화와 평온의 첫걸음 | 141 |
| 집중은 대상이 아니라 지향이다 | 142 |
| 초월적 힘과 계획 | 144 |
| 요가를 통해 우주적 존재임을 깨닫고 | 145 |
| 언제쯤 그런 의식을 갖게 되느냐고요? | 146 |

## 믿음          148

| | |
|---|---|
| 모르는 것은 무지일 뿐이다 | 150 |
| 자신을 믿으세요 | 151 |
| 믿음은 경험이 아니다 | 152 |
| 믿음은 영혼의 증거 | 153 |
| 영혼은 신의 존재 | 154 |
| 무차별적인 믿음은 아냐 | 154 |
| 달 한 조각 베어 물고 | 156 |

## 사랑, 헌신, 감정 158

| | |
|---|---|
| 요가는 몸이 아닌 의식의 변화 | 161 |
| 타인과의 유대감도 중요해 | 162 |
| 나도 모르게 | 163 |
| 나의 신성이 사랑, 연민, 동료애로 | 164 |
| 시바<sup>Shiva</sup>의 손길 | 165 |
| 기쁨의 본질 | 166 |
| 감정을 억누르지 마세요 | 167 |

## 요가의 빛 168

| | |
|---|---|
| 색色– 상징 – 비전 | 170 |
| 초자연적인 힘의 경험 | 171 |
| 노란색과 분홍색 | 172 |
| 사람한테도 나름의 색깔이 있다 | 173 |
| 색의 의미와 본질 | 174 |
| 색과 빛은 불가분의 관계 | 175 |
| 두려움을 버려야 | 177 |
| 객관성과 주관성 | 178 |
| 비전을 본다는 것은 | 179 |

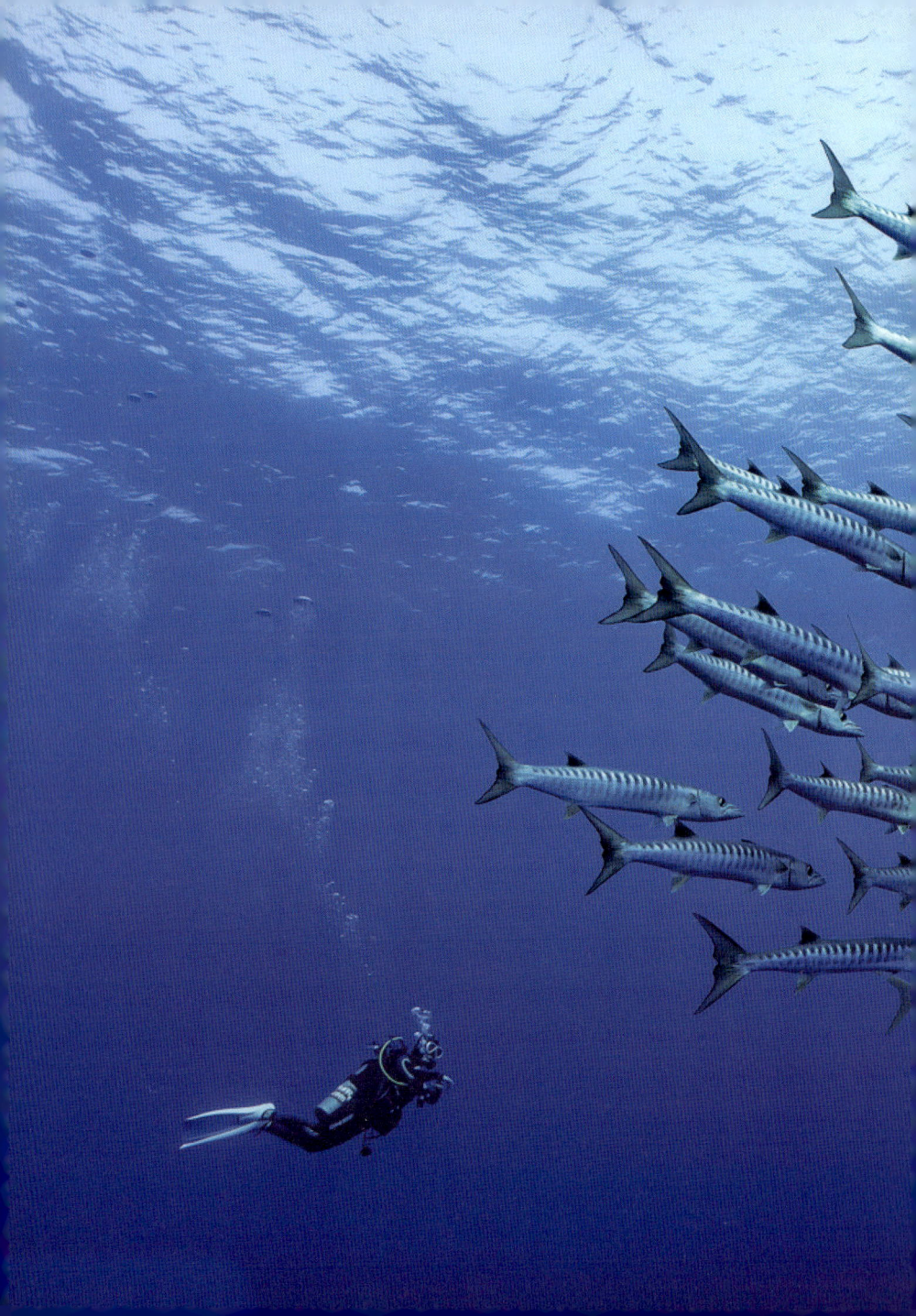

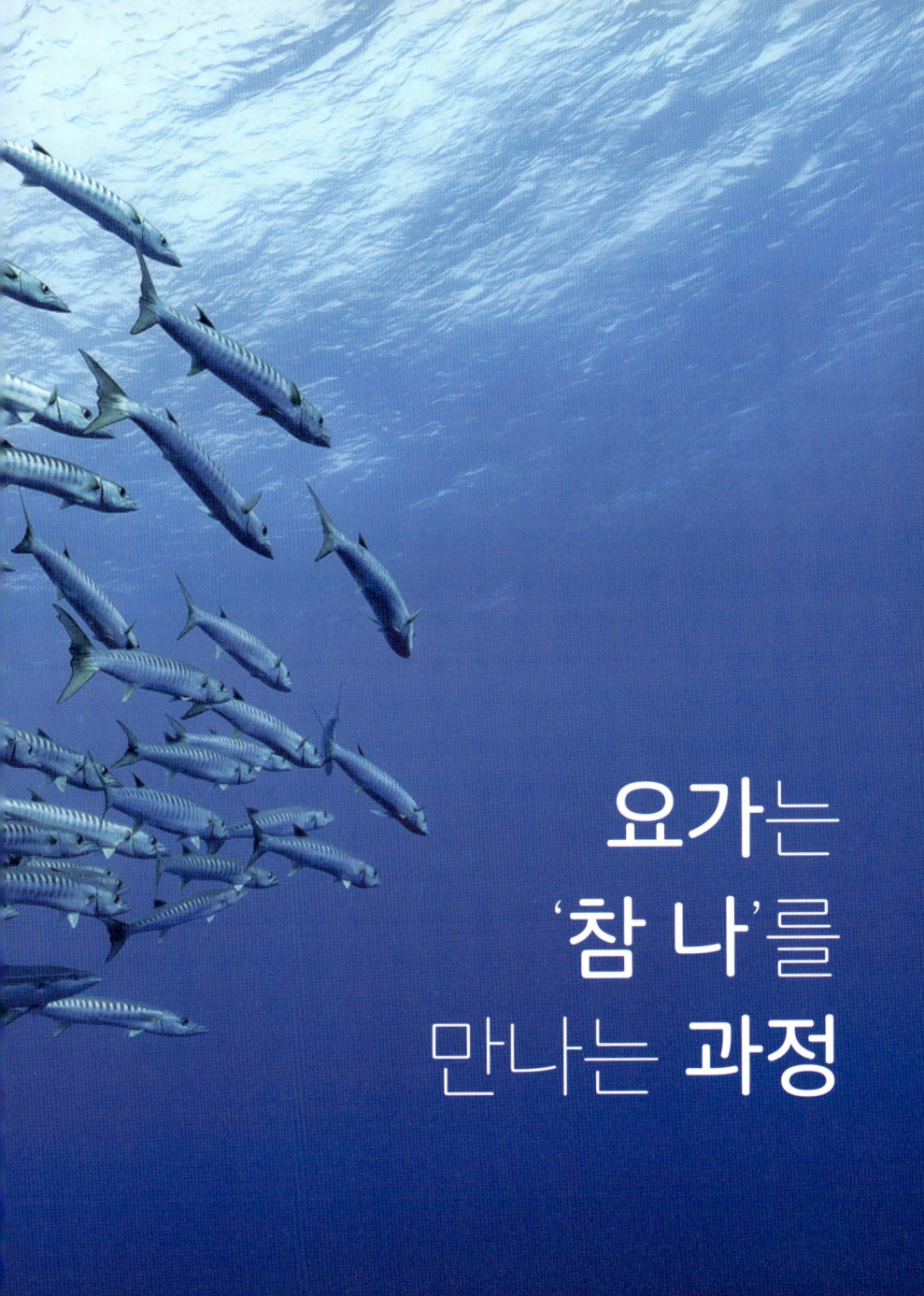

요가는
'참 나'를
만나는 과정

### 요가는 자유다

요즘은 요가를 건강, 다이어트, 몸매 관리 등을 위해 하는 분이 많습니다. 하지만 원래 요가는 자세와 호흡을 가다듬는 심신 단련의 한 방식입니다. 호흡을 가다듬는 명상을 통해 내 몸 안에 존재하는 깊은 나의 내면을 들여다보고, 숙련이 잘 되면 초자연적인 능력도 터득하면서 우리 몸과 마음, 정신과 영혼이 각종 속박에서 벗어나 자유로워지기 위해 하는 것, 그것이 바로 요가입니다. 한 마디로 요가는 내 몸과 마음을 정화하여 나 자신이 자유로워지는 과정이라고 할 수 있습니다.

## 요가는 기도다

요가는 나를 들여다보며 나를 알아가고 깨우치는 과정이기도 합니다.

요가를 하면 일상 생활을 하면서도 내면 깊숙이 존재하는 태초의 자신의 모습 그대로를 마주하는 놀라운 경험을 하게 됩니다. 사람들은 이런 요가적 체험을 영혼과의 만남, 또는 순수한 영적 체험이라고도 하지요. 어떤 단어로 표현하든 요가는 자신의 깊숙한 내면과의 만남에 대한 인식과 의지, 그리고 나 자신에 대한 사랑이 어우러져 빚어내는 육체와 정신의 놀라운 합일, 곧 육체와 영혼이 하나가 되는 과정입니다. 그래서 인도에서는 요가가 아주 오래된 기도 방식으로 발전해 왔습니다.

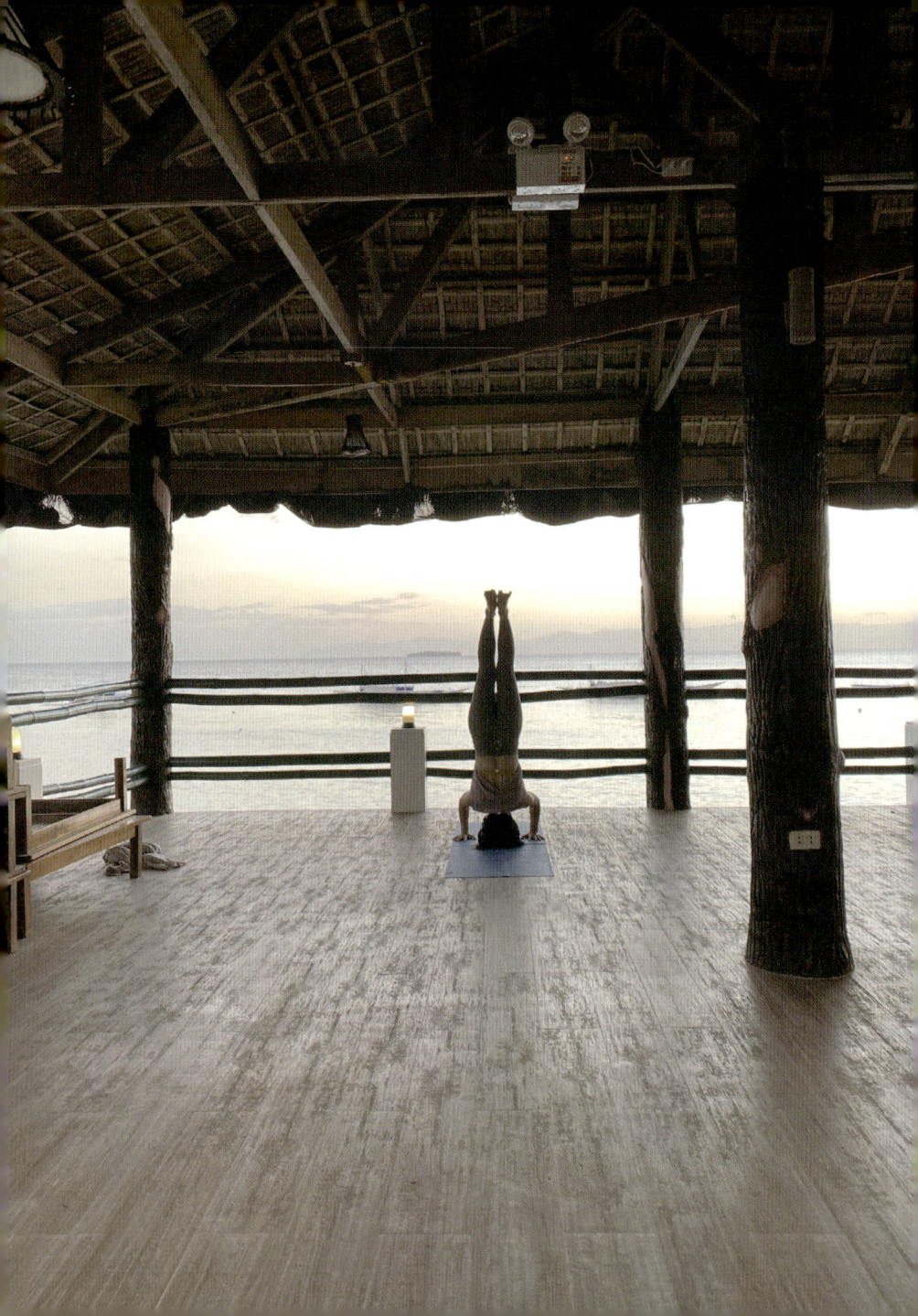

## 나 자신이 곧 우주다

이같은 요가적 인식을 거듭하면 '나'라는 존재에 대한 인식도 견고해집니다. 처음에는 거대한 우주의 큰 수레바퀴 속에 존재하는, 보잘 것 없는 아주 작은 나사처럼 느껴지던 '나'라는 실체가 요가를 하다 보면 거대한 우주 같은 존재라는 사실을 깨닫게 됩니다. 내 몸이 곧 우주라는 인식은 내 안에 존재하는 모든 정신 세계가 하나로 온전히 통합되는 경지, 즉 초월적이고도 통합적인 마음인 'Overmind'를 체험하는 것과 유사합니다. 그것은 궁극적으로 모든 것을 초월하는 사랑이라고도 할 수 있습니다. 인간이 갖고 있는 인식과 본능을 뛰어넘어 자신이 믿는 초자연적이고도 역동적인 조물주 또는 신의 섭리를 경험하게 되는 겁니다. 앞에서 제가 '요가는 아주 오래전 인도에서 시작된 기도에서 발전했다'라는 말씀을 이제 이해하시겠지요?

### 인간은 유일, 불멸의 존재

    우리가 자신의 내면을 잘 들여다보면 고대 인도 신화에 나오는 원시 인간 푸루샤Purusha처럼 스스로 자신을 깨달을 수도 있고, 자기 자신의 모습을 새롭게 찾을 수도 있습니다. 최고의 신에게 바친 노래 경전 〈기타Gita〉에 나오듯이 우리는 모두 이 세상에 하나밖에 없는 유일무이한 존재입니다. 동시에 영원한 정신세계인 영혼을 갖고 사는 불멸의 존재로서 내 안에 나도 미처

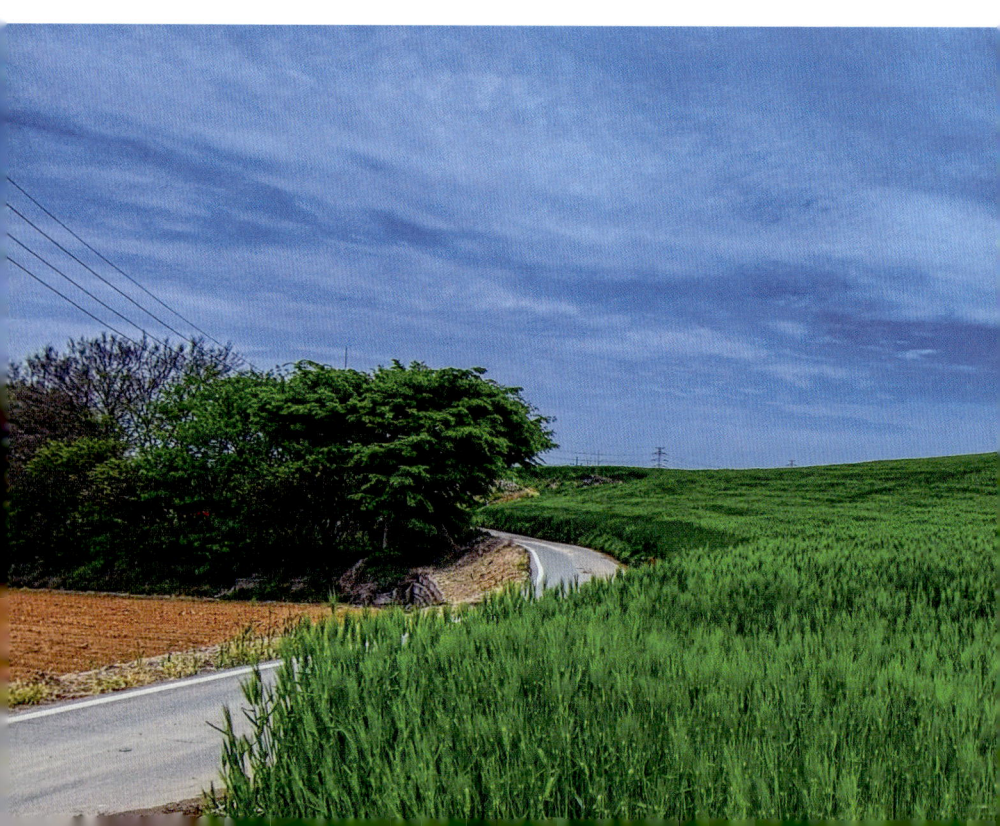

모르는 수많은 자아가 존재한다는 사실도 깨닫게 됩니다.

　인도에서는 이 같은 깨달음을 푸루샤적 인식이라고 합니다. 요가를 통해 자신이 지고의 존재가 되는 순간 모든 에고Ego에서 벗어나 우주와도 같은 자신의 진정한 본질과 마주하게 됩니다. 생각도 버려야 합니다. 생각도 번민이어서 그 자체가 에고 덩어리이니까요. 한 마디로 정신과 육체가 하나가 되는 절대적인 인식 체계가 푸루샤적 인식이라고 할 수 있습니다.

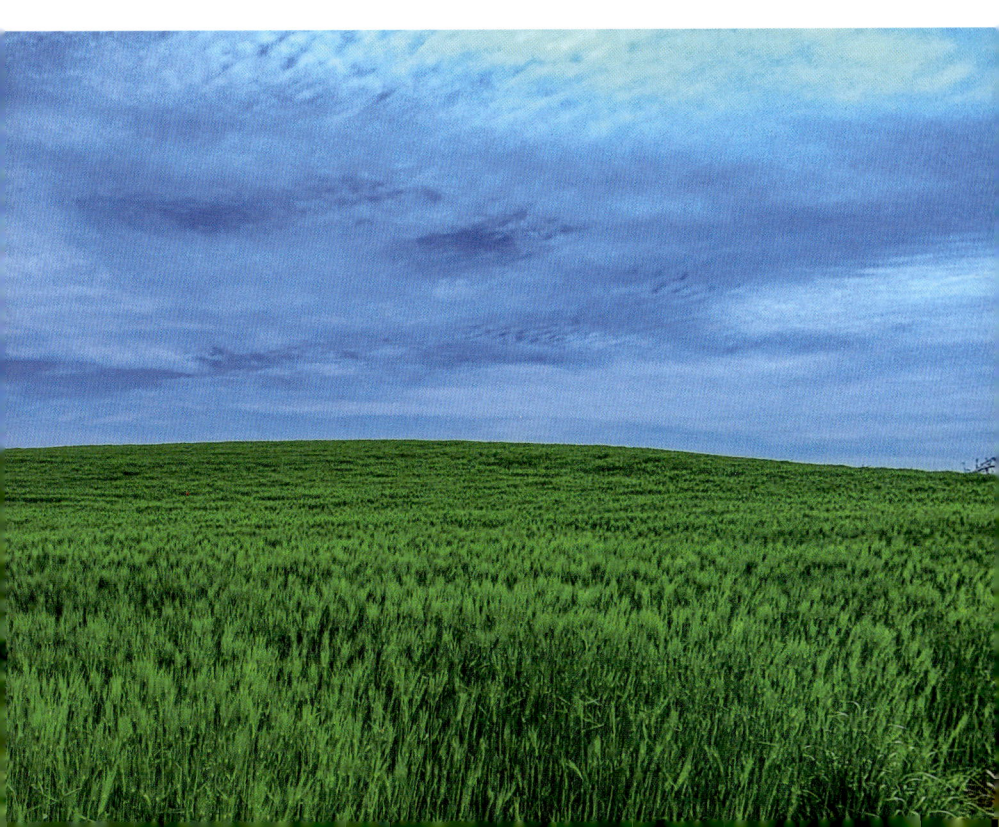

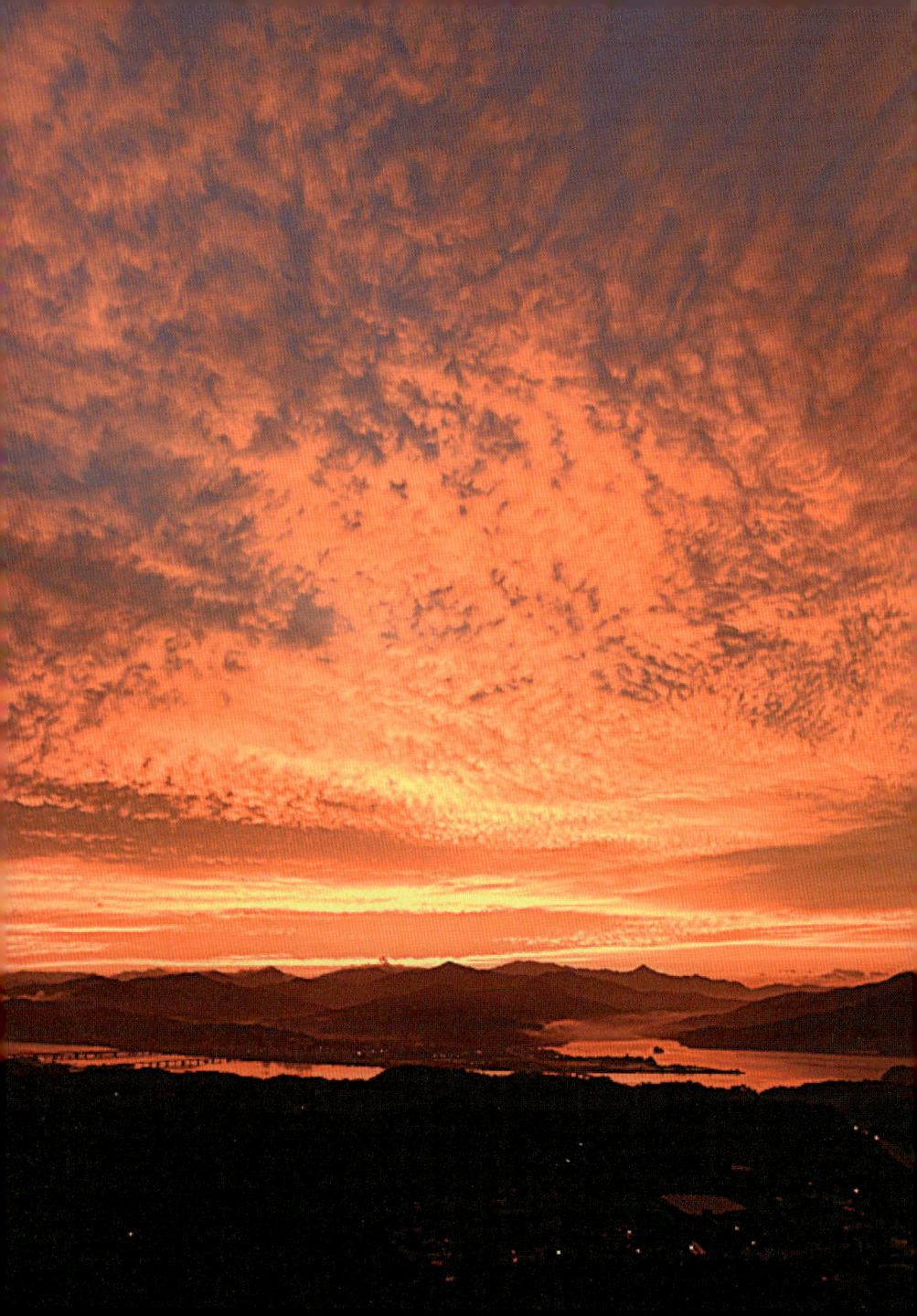

## 요가는 스스로 터득하는 것

　이런 인식 체계를 갖기 위해 필요한 정신적 규율이나 정의는 없습니다. 스스로 진리를 깨닫고 진리를 터득하기 위해서는 진리를 찾겠다는 의지와 앎이 매우 중요합니다. 진리를 터득하면 누구나 바람처럼 자유로워집니다. 자연 상태가 되는 거지요. 그렇다고 해서 개인적 영혼이 사라지는 것은 아닙니다. 몸은 유한하지만 영혼은 영원합니다. 불멸합니다. 요가를 통해 육체에 축적된 초월적이면서도 통합적인 마음은 불멸의 영혼으로 영원히 남게 됩니다.

　때로는 요가를 하면서 체험하게 되는 육체적 인식 또는 약간 변형된 초월적 인식을 Overmind라고 착각하는 경우가 있습니다. 그런데 이것은 불멸의 의식이 아니라 잠깐 충만감을 느끼는 정도의 체험일 뿐입니다. 이런 경지에 오르는 특별한 규칙이나 정해진 방법은 없습니다. 요가를 시작하면서 육체에 생명을 불어넣으면 마음이 다스려지고 결국엔 그 정신 세계도 초월하게 됩니다. 한 마디로 육체와 정신을 차례로 내가 딛고 일어서 스스로 극복해가는 것이 요가입니다.

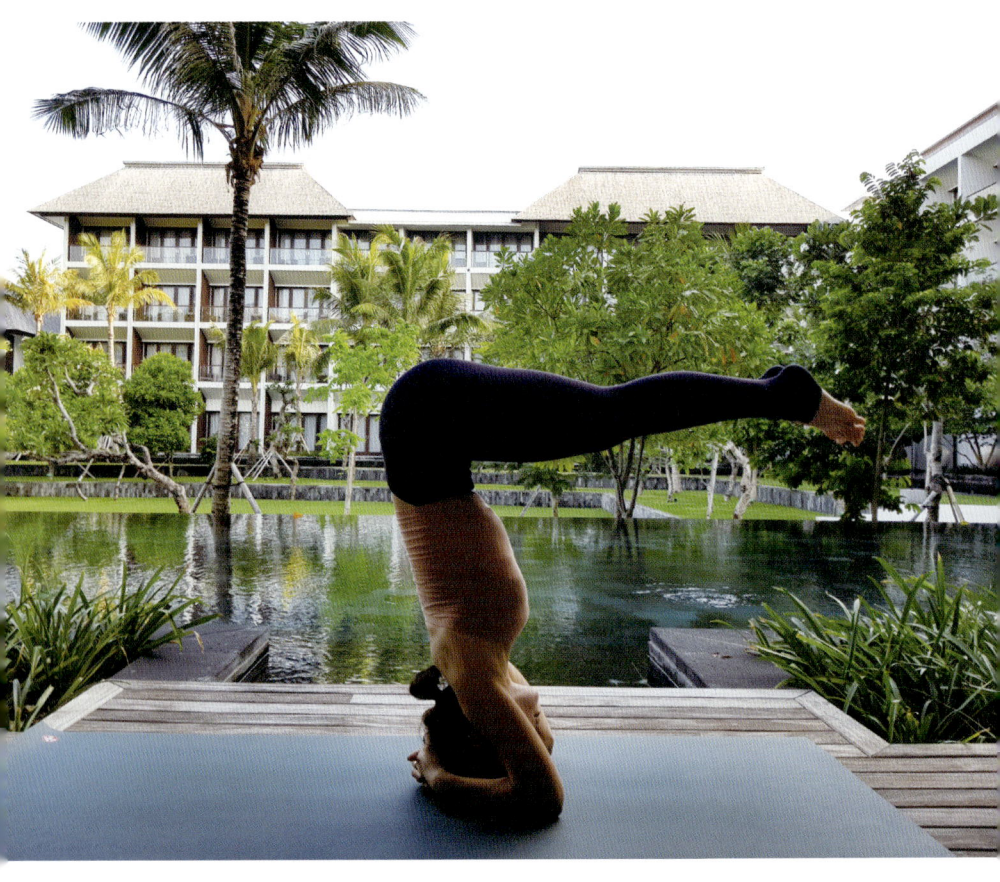

굳이 도식화하자면 요가의 단계에서는 육체에 활력을 불어넣으며 마음을 잘 다스리면 누구나 초월적 자아의 단계에 다다른다고 할 수 있습니다.

## Overmind

어떻게 하면 육체와 정신을 조화시켜서 하나로 만들 수 있을까요?

힌두교 성가인 〈기타〉에 나오는 것처럼 각자 자신을 통해 스스로를 궁극으로 끌어가야 합니다. 보이는 모든 실상과 보이지 않는 허상까지, 모든 것을 버려야 합니다. 내려놓아야 합니다. 앞에서 말했듯이 모든 생각부터 버려야 합니다. 그래야 궁극의 초월적이고도 통합적인 마음인 Overmind를 얻을 수 있습니다.

우리가 지금 하는 수많은 요가는 〈기타〉에 나오는 고대 요가와는 다릅니다.

동일한 본질에서 나왔을 수는 있지만 추구하는 방법과 목적은 많이 다릅니다. 고대 요가는 종교적 요소가 강했다면 지금의 요가는 자신의 몸과 마음을 다스리는 일종의 현실적 수련, 일상 속에서 나를 찾는 여정이라고 할 수 있습니다. 그 여정 속에서 우리는 자연의 자유로움을 내 안에 끌어오는 연습을 하면서 기쁨과 환희, 충만감을 느끼게 될 것입니다.

인위적이거나 타의에 의해 조성된 자유가 아니라 내 안에 깊숙이 내재되어 있는 심연의 밑바닥에서 차고 올라오는 자유를 느끼는 그 순간이 바로 Overmind임을 요가를 하면서 체험하게 될 것입니다.

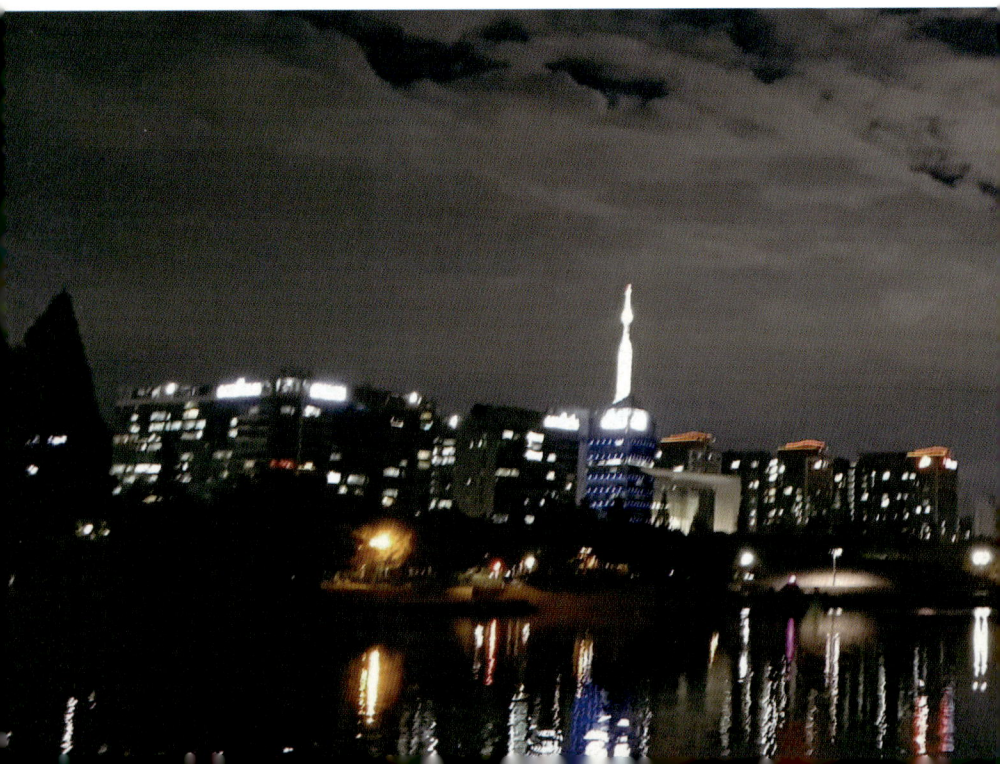

### 요가의 종류

수천 년 동안 전 세계의 많은 사람이 해 온 요가는 그 종류가 이루 헤아릴 수도 없이 많습니다. 요가는 여러 유파로 나뉘는데 대표적으로 이론적 사색을 중시하는 즈냐니 요가, 지혜를 일으키는 명상의 라자 요가, 행을 강조하는 까르마 요가, 조화과 균형을 강조하는 하타 요가 등이 있습니다. 근대에는 아쉬탕가 요가, 아헹가 요가, 빈야사 요가, 비크람 요가, 파워 요가 등이 대중적으로 널리 알려졌고 요가 인구도 급속히 증가하고 있습니다.

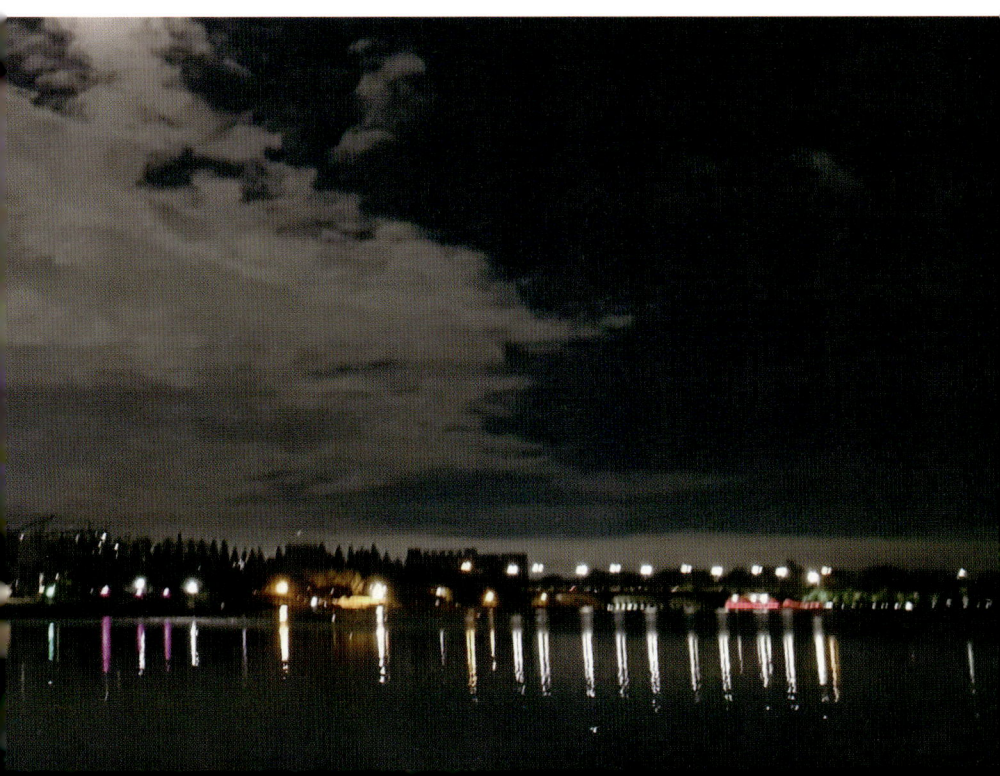

## 편안한 숨 쉬기: 통합 요가의 시작

파편화하고 복잡한 현대 사회, 이 엄혹한 현실 속에서 우리는 우선 나 자신을 돌아보아야 합니다. 피곤하고 지친 내 몸과 돌아볼 여유조차 없었던 내 마음을 편안하게 놓아주면서 내 육체와 자신을 돌아보고 내 안에 있는 나의 참 모습, 나의 내면을 들여다보는 시간이 필요합니다. 내 몸을 자연스럽게 놓아줄 편안한 호흡은 필수적 요소입니다. 그렇게 호흡을 통해 조금씩 내 안에 존재하는 나 자신의 원래 모습과 만나려는 시도를 할 때 우리는 Overmind 상태로 향한 첫 발자국을 떼게 됩니다. 그 순간이 바로 역동적인 진실을 인식하는 첫걸음이기도 합니다. 통합 요가Integral yoga라고 부르는 요가의 첫걸음입니다. 이 책의 저자인 스리 오로빈도Sri Aurobindo가 추구하는 요가가 통합 요가인데, 한국에서는 종합 요가라고도 부릅니다.

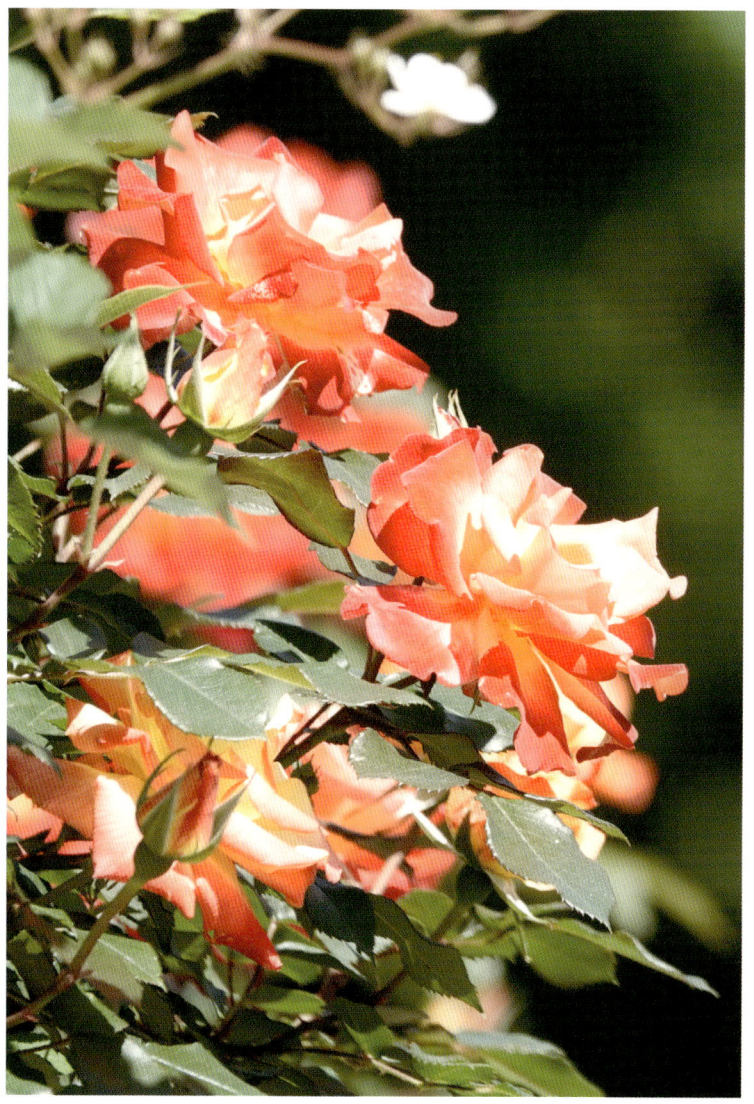

## 깨달음이란

어떤 사람들은 호흡에만 집중해도 영적 깨달음을 얻는다고 말합니다. 그러나 그것은 엄밀히 말하면 깨달음이라고 할 수 없습니다. 선지식에 기반한 경험적 현상으로써 Supermind라고 할 수는 있으나, 곧 다가올 역동적인 진실의 의식 단계인 Overmind는 아닙니다. 하지만 Supermind도 우리 평범한 사람들이 일상에서 갖는 마음인 Mind보다는 확실히 높은 단계인 것만은 분명합니다.

Supermind에도 여러 단계가 있어서 한두 번의 시도로는 결코 도달할 수 없습니다. 우리 안의 마음이 수없이 정화되고 나를 찾겠다는 의지가 촘촘히 강력하게 축적되어야 도달할 수 있는 단계가 Supermind입니다. 이때 지식은 필요 없습니다. 깨달음으로 가는 길에 지식이 필요하진 않습니다. 그 깨달음은 곧 진실이라는 빛을 인식하는 것입니다. 진실과의 소통이 시작되는 지혜의 순간을 인도에서는 분별<sup>Vijnana</sup>이라고 하지요. 모든 어려움이 사라지고 어떤 장애도 느끼지 못 하는 의식의 순간입니다.

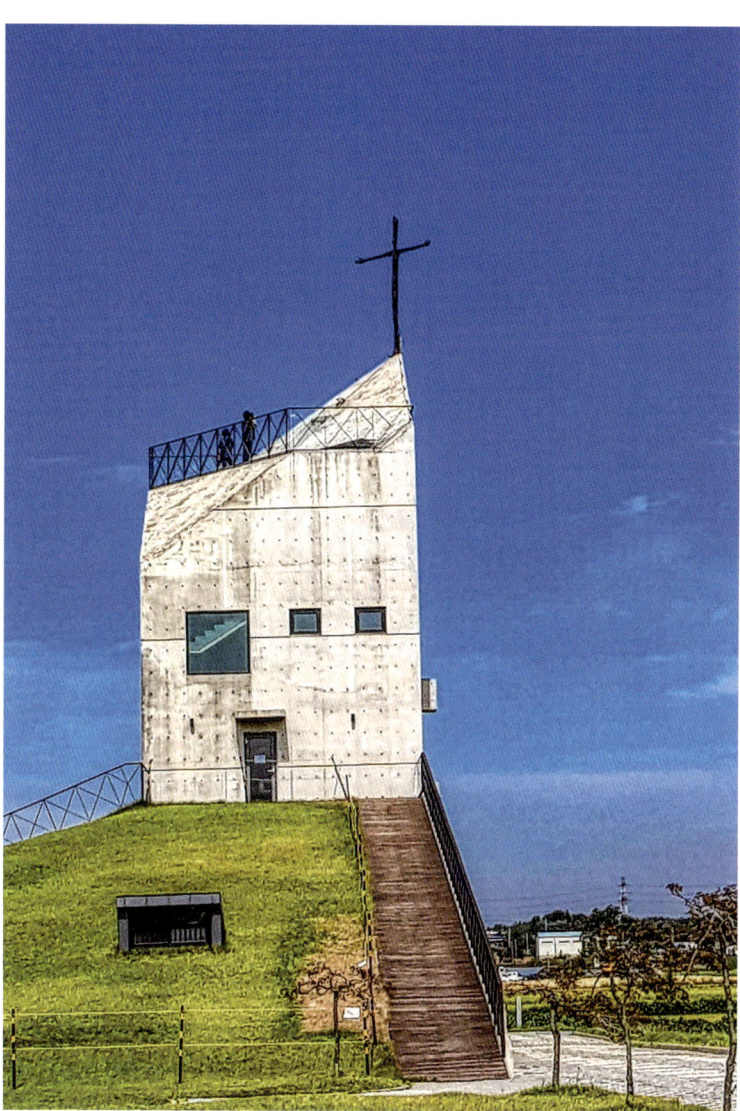

## 평온하고 자유롭고 평등한 우주

우리가 깨닫기 전의 우주는 거칠고 어둡고 모호하고 거짓과 갈등, 다툼과 고통이 가득하지만 그것을 있는 그대로 받아들이며 극복하고 나면 이 우주는 평온하고 자유와 평등, 평화가 넘치는 공간이라는 사실을 깨닫게 됩니다. 그러나 그 깨달음은 선현들의 가르침에 의해서 이루어지는 것이 아니라, 오롯이 나 자신의 노력과 스스로의 훈련을 통해서만 도달할 수 있는 경지입니다. 진실Truth이라는 것은 나 자신이 내 안에 내재되어 있는 나의 신성神性 Divine과 마주하고 그것을 내가 직접 표현할 때 비로소 깨달았다고 할 수 있습니다.

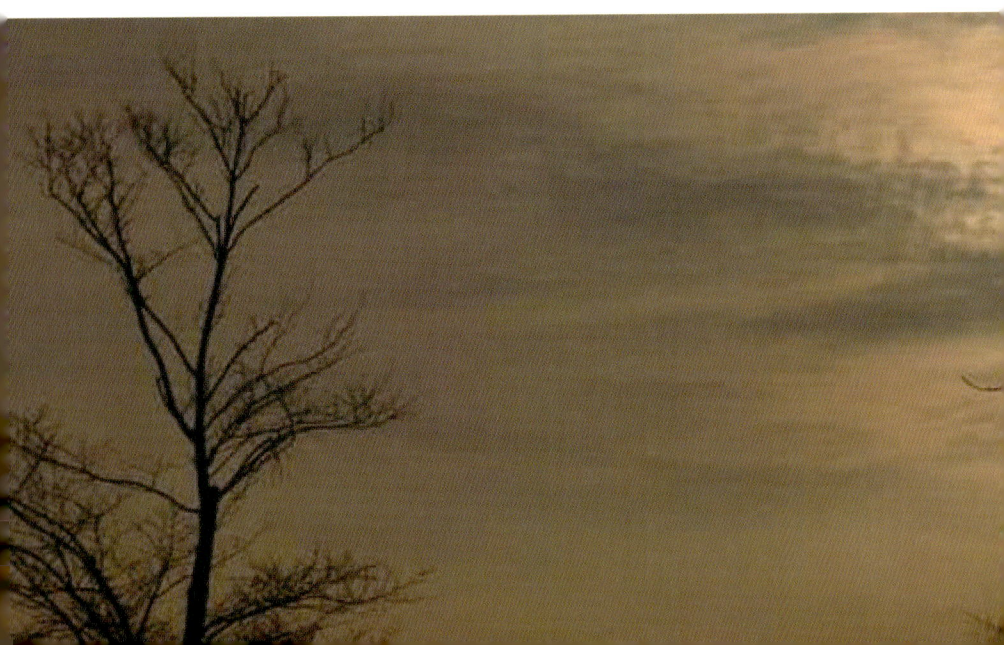

### 오묘한 삶과 사랑

삶은 역동적인 의식의 단면입니다.

사랑은 행복이라는 영혼의 강력한 표현이고요.

행복, Ananda라 불리는 이 행복의 핵심은 가장 근본적인 힘을 갖는 빛의 원천이기도 합니다. 우리의 몸과 마음, 생명력을 변화시키는 것도 이러한 빛의 힘입니다. 이 빛은 우리가 스스로 우리 자신을 가두고 있는 정신적, 육체적 한계를 우리 힘으로 뛰어넘을 때 비로소 느끼게 되는 광채입니다. 그것이 바로 해방, 해탈, 자유라는 단어로 표현되는 경지입니다.

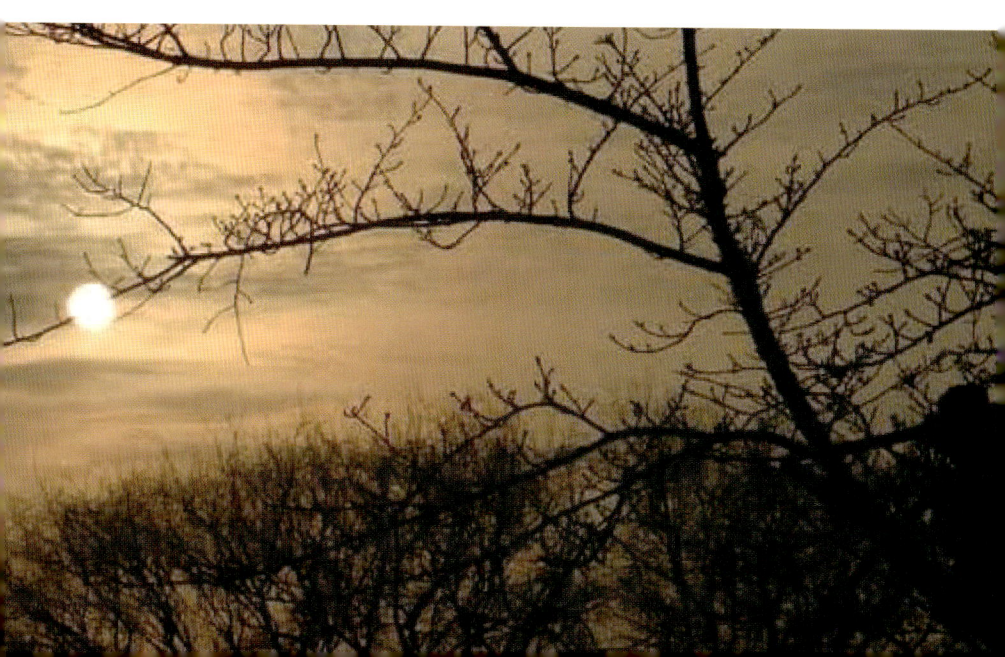

## 행복 Ananda

   자유라고 하는 해방감을 느끼는 경지가 바로 요가의 궁극적인 완성 단계입니다. 그러나 그것은 그렇게 쉽게 오는 것이 아니지요. 우리가 느끼고 갖게 되는 일상적인 마음과 Supermind 사이에는 수많은 단계가 있어서 그 단계를 오르내리면서 순간순간 아주 가끔씩 느끼는 Supermental적 환희를 많은 사람은 Supermind라고 착각합니다. 그 다양한 단계 사이사이에서 아주 짧게 또는 아주 미약한 정도의 행복감을 느낄 수 있는데 우리는 그것도 행복 Ananda라고 합니다. 그 순간만은 아주 경이로우니까요.

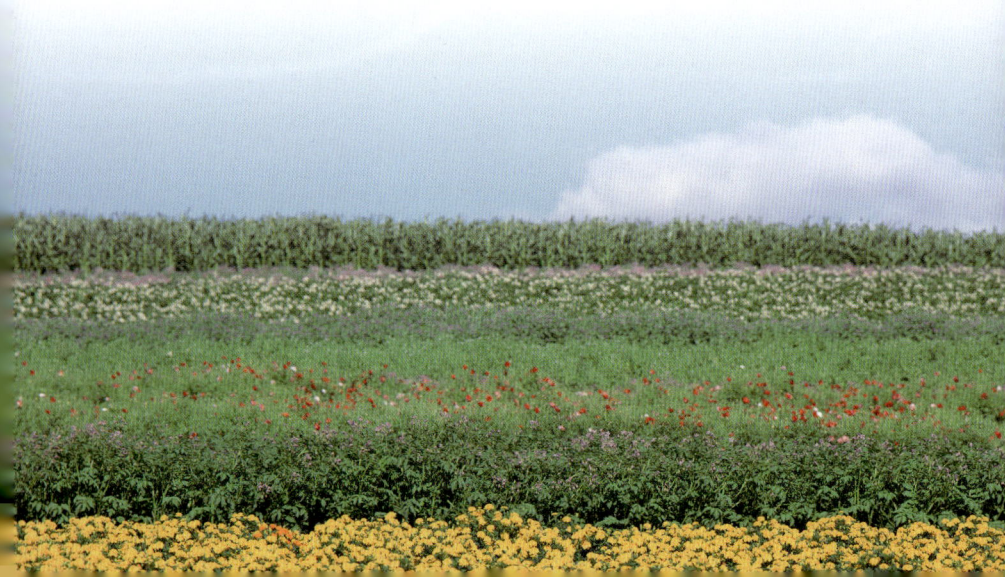

## 신의 은총

Supermind라는 단어에 Mind라는 음절이 들어 있어서 흔히 마음의 일부분이거나 더 높은 수준의 마음일 것이라고 생각하는 사람들이 있습니다. 그러나 Supermind와 Mind는 완전히 다른 차원의 것입니다. 단순히 앎, 지식만으로는 도저히 다다를 수 없는 영적이고도 해방감을 느끼는 단계가 Supermind입니다. 이 Supermind는 단순히 개인이 노력을 한다고 해서 도달할 수 있는 단계가 아닙니다. 차분하게 에고Ego와 욕심, 분별없는 마음을 내려놓고 자신의 내면을 온전히 응시할 때 신의 은총과 사랑을 만나게 됩니다. 그리고나서 비로소 다다를 수 있는 영적 깨달음, 해방감 같은 자유가 바로 Supermind입니다.

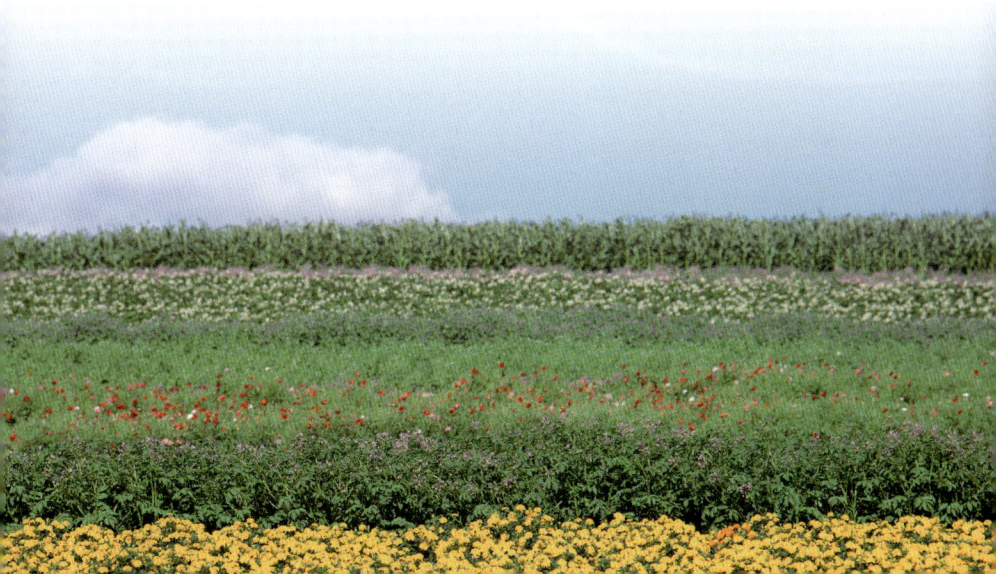

## Supermental

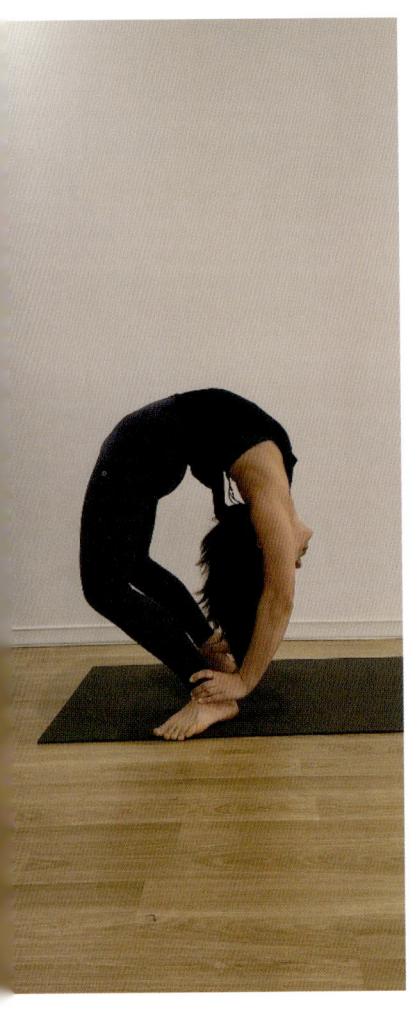

 그러나 단순한 영적 깨달음은 Overmind나 Supermind 이전에 부분적인 깨달음을 경험하는 Supermental의 순간에도 올 수 있습니다. 이건 누구라도 가능합니다. 자신의 내면 깊숙이 자리하고 있는 태초의 내 모습, 나의 진정한 자아와 만난다면 수련자들도 누구나 이 영적 깨달음을 순간적으로라도 얻을 수 있습니다. 이렇게 진정한 자아, 확장된 자아로 들어가면 비로소 복잡한 정신적 활동이 멈추면서 내면의 평온을 얻게 됩니다. Overmind와 Supermind는 이보다 높은 단계입니다.

Mind-Life-Body

　우리가 영혼을 말할 때 많은 사람은 육체를 매우 등한시하는데 그런 태도는 옳지 않습니다. 우리 몸과 마음, 삶 이 세 가지는 별개로 존재하는 것이 아닙니다. 요가는 인간의 몸과 마음, 삶이 다 잘 조화를 이루도록 돕는 힘, 가장 근본적인 Power를 기르는 과정입니다. 그 첫 번째 관문은 우리가 일상에서 느끼는 정신적, 육체적, 생리적 한계로부터 자유로워지는 것입니다. 그러면 그 해방감이 주는 평화와 고요함, 순수함 그리고 광활함을 온전히 느낄 수 있습니다. 요가를 하면 피곤이 덜하다는 것은 아주 기초적인 단계의 육체적 느낌이라고 할 수 있겠지요.

## 요가는 참 나를 만나는 과정

　백지처럼 텅 빈 것 같은 고요와 평화, 순수한 경지에 들어가기 위해서 필요한 것은 아무 것도 없습니다. 일부러 정적처럼 고요한 환경을 만들려고 노력할 필요도 없습니다. 주변 환경을 부정적으로 볼 필요도 없습니다. 내가 전혀 모르는 세계, 진리의 세계로 들어간다는 마음만 확실하게 갖고 있으면 됩니다. 궁극적인 목적을 미리 예단하거나 성급하게 생각하지 말고 차분하게 하나씩 단계를 밟아 가세요. 요가의 목적은 슈퍼맨을 만들기 위한 것이 아니니까요. 요가는 이를 통해 자신의 내면과 만나고, 그 내면을 관장하며, 원초적인 내 모습, 참 나를 찾아가는 과정입니다. 그래서 역설적으로 우리는 요가를 하면서 자신을 의식하지 않을 때 오히려 Supermental의 힘을 받게 됩니다.

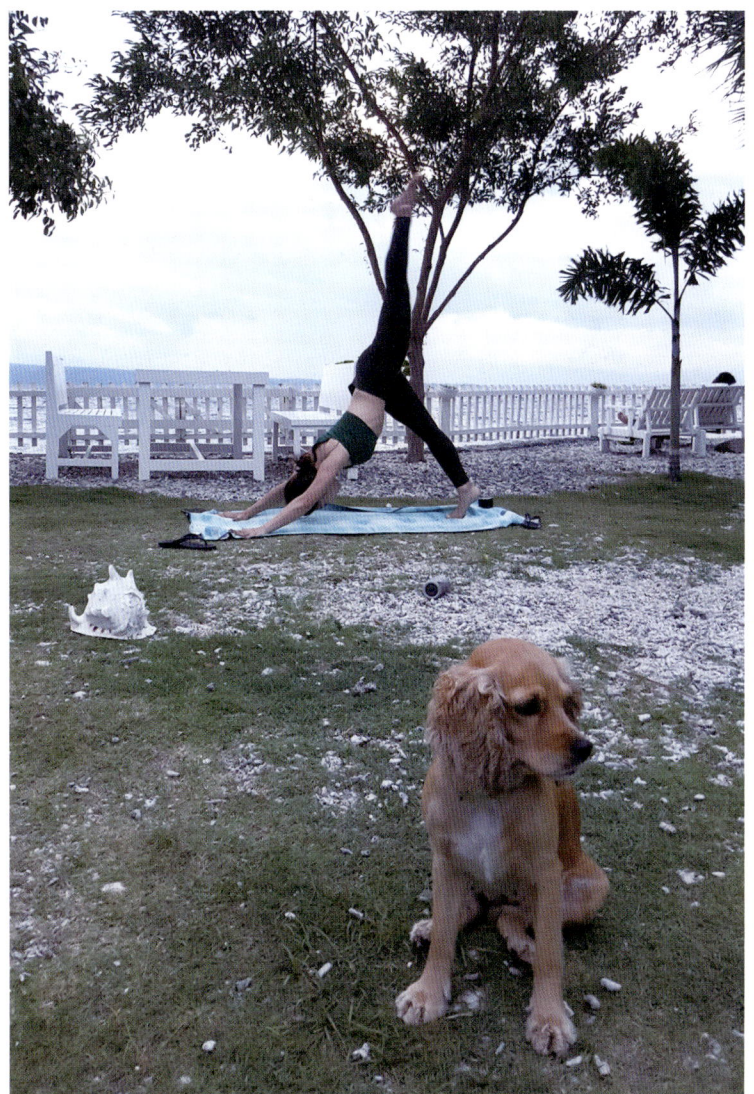

## 요가는 힘 빼는 것이 아니라 힘을 사용하는 것

Supermental의 힘을 받는 단계는 사람마다 다릅니다.

요가를 열심히, 잘 한다고 하더라도 그 힘을 받는 단계는 사람마다 달라서 요가를 하는 사람의 상태에 맞게 적용되어야 합니다. 그런 점에서 요가는 지도자가 필요합니다. 흔히 사람들은 요가가 힘을 빼야 잘 된다고들 합니다. 그러나 요가는 힘을 빼거나 거부하는 것이 아니라 힘을 적절하게 잘 사용하는 것입니다.

내 몸이 태초에 가졌던 신성으로 회귀하기 위해서도 힘은 필요합니다. 갓난 아기들이 큰 교통사고를 당해도 어른들에 비해서 별로 다치지 않는 것은 몸에 힘을 빼서가 아니라, 태초의 힘을 조건반사적으로 잘 사용하기 때문입니다. 그런데 사람들은 자라나면서 잘못 교육된 각종 지식에 휘둘리거나 강요된 경험이 우리 몸에 축적되면서 자연과는 상당히 동떨어진 힘이 우리 몸 안에 똬리를 틀게 됩니다. 요가는 이 단단하게 똬리를 틀고 있는 우리 몸의 잘못된 힘들을 하나씩 풀어주는 과정입니다. 이 과정을 통해 인간이 태초에 가졌던 힘, 잃어버렸던 자연의 힘을 원상으로 회복해 나가는 것이 바로 요가인 것입니다.

## 본능은 관성이 아니라 정신이다

우리가 그동안 경험을 통해 축적해 온 선지식, 그리고 그에 기초한 생각과 아집은 많은 경우 요가에 방해가 됩니다. 가장 대표적인 것이 바로 물질, 우리 눈에 보이는 것들이지요. 과학이 입증하듯이 물질은 에너지입니다. 에너지는 의식을 좌우하는 힘이고요. 물질 세계에서 본능은 관성처럼 보이지만 본능은 사실상 정신적인 힘입니다.

정신이 물질 속에 투입되는 것은 의식의 힘이 내려앉은 결과이지 부의식이나 관성의 발전이 아닙니다. 정신은 이미 물질 속에 내재되어 있는 것입니다. 우리는 요가를 통해 물질 속에 내재해 있는 그 정신, 즉 그 안에 존재하는 빛과 에너지를 찾아내는 것입니다.

### 요가는 나의 내면을 향한 시선

사람들은 모든 것을 인간에게 유용하냐, 아니냐의 이분법으로 판단하려는 경향이 있습니다. 서구 사상의 영향일 것입니다. 여기서 '유용하다'라는 것은 무엇을 의미할까요? 생각해 보면 인간이 살아가는 것 자체가 서로서로 영향을 주며 서로에게 유용하기 때문에 수만 년 동안 동고동락하며 생존해 올 수 있었겠지요. 서로에게 악의적으로 해악만 끼쳤다면 인간이 이렇게 번성하고 발전할 수는 없었을 것입니다. 따라서 요가가 인간에게 유용하냐, 아니냐는 질문은 그 자체로 무의미한 것입니다.

요가는 한 마디로 인간을 향한 것이 아니라 내 안을 향해 있다는 점에서 다른 모든 것과 구별이 됩니다. 즉 요가는 내 안에 내재되어 있는 태초의 모습을 찾기 위해 모든 시선과 관점이 나 자신에게로 향해 있다는 점에서 가장 큰 차별성을 갖습니다.

## 세계는 요가 열풍 중

앞에서도 말했듯이 요가는 애초에 기도의 한 형식으로 태어났습니다. 그래서 처음엔 신을 향한 예배와 숭배로 시작했습니다. 세월이 흐르면서 요가에 호흡과 명상이 더해지고, 자신의 내부로 시선이 차츰 옮겨가면서 자아 성찰과 심신 단련, 자기 정화에 초점이 모아졌습니다. 산업혁명 이후에는 과학과 종교, 철학을 연구하면서 진실과 거짓에 대한 통찰력과 깨달음이라는 지혜를 얻기 위한 과정으로도 분화가 됐습니다. 당연히 명상이 매우 중시되었지요. 그래서 즈나나Jnana 요가, 라자Raja 요가가 서양에서 큰 주목을 받았습니다.

산업이 고도로 발전하기 시작한 20세기 이후에는 환경 오염이 극심해졌지요. 따라서 건강에 대한 인식이 커지면서 다이어트, 체형 교정 등을 내세운 요가가 급속히 등장해 큰 관심을 끌었습니다. 파워 요가, 힐링 요가, 비크람 요가, 필라테스 등 그 목적과 관점이 조금씩 다른 수많은 요가가 세계 곳곳에서 우후죽순처럼 솟아나, 우리 주변에도 많은 요가수련원이 생기게 되었습니다.

전체적으로 보면 아직도 종교적 신념에 충실한 요가가 있지만, 요가라는 형태 또는 이름만 요가일 뿐 요가의 사상이나 본질, 수련과는 전혀 다른 요가도 꽤 많이 존재합니다. 아무튼 전 세계에 요가 열풍이 불기 시작한 그 시점은 산업혁명을 기점으로 하고 있으니, 아주 오래 되었다고 봐야겠지요.

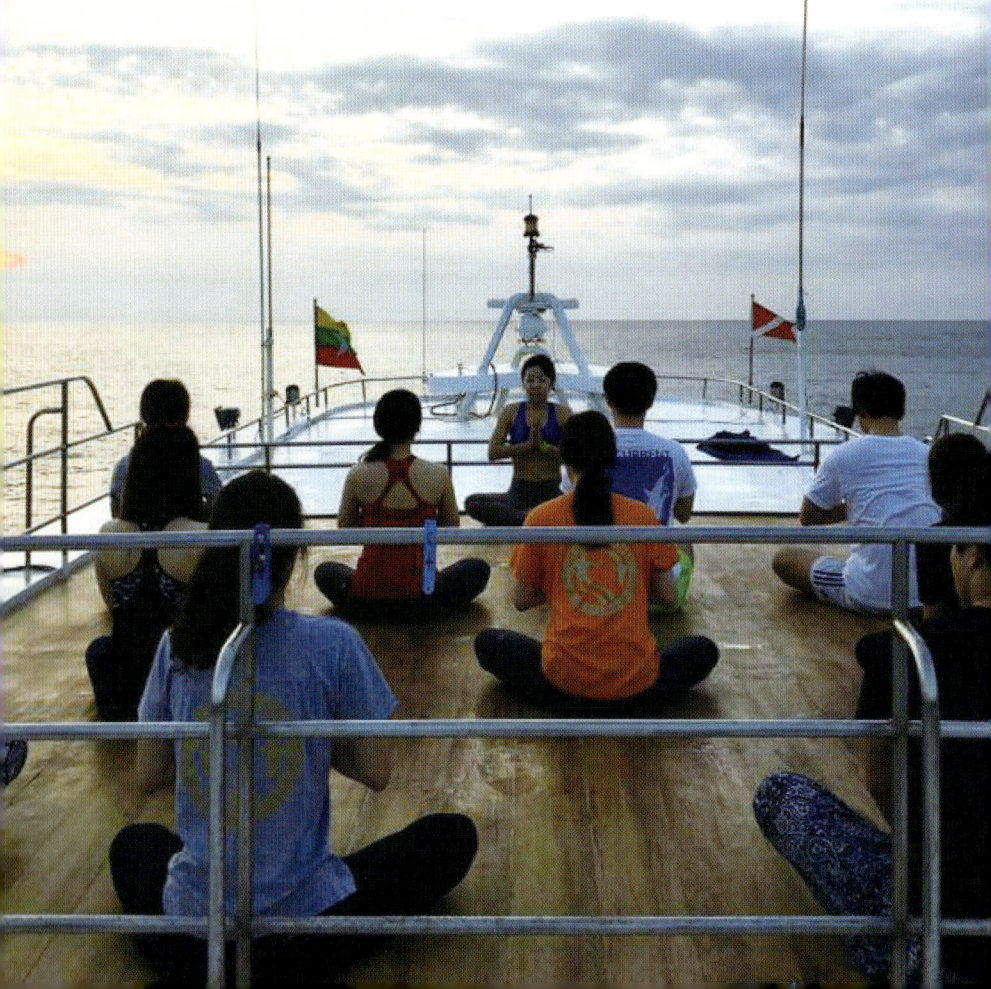

## 인간의 유한성과 영원성

중요한 것은 지금과 같은 의식으로 살아가는 한 이 세상은 한 마디로 〈기타〉에서 말하는 찰나라는 것입니다. 따라서 유한한 인간이 영원성을 가지려면 자신 안에 내재된 태초의 신성을 찾고 그 안으로 들어가야 합니다. 요가에서 신성을 자꾸 거론하니 다소 생소하다는 생각이 드시나요?

기성 종교의 관점에서 설명하자면 이렇습니다.

기독교에서는 신이 인간을 진흙으로 직접 만들어 인간 코에 신의 숨이라고 하는 영혼을 불어넣어 생명을 부여했기 때문에 인간은 존엄하다고 하지요? 그런가 하면 부처님은 이 세상 모든 것에는 신이 내재되어 있다고 가르쳤습니다. 이슬람은 기독교의 〈구약성서〉를 공유하고 있으니 세계 3대 종교가 모두 우리 안에 신성이 존재한다는 것을 전제하고 있는 것입니다. 요가는 바로 이런 신성, 내 안에 깊숙이 내재되어 있는 신성을 되찾는 과정입니다. 그러면 내 영혼은 온전히 내 것이 되어 바람처럼 자유로운 해방감, 자연 상태를 만끽하게 되는 것입니다. 그 해방감은 한 마디로 자유이자 행복인 동시에 봉사와 헌신$^{Bhakti}$이라고 하는 참 사랑의 경지에 오르는 것을 말합니다.

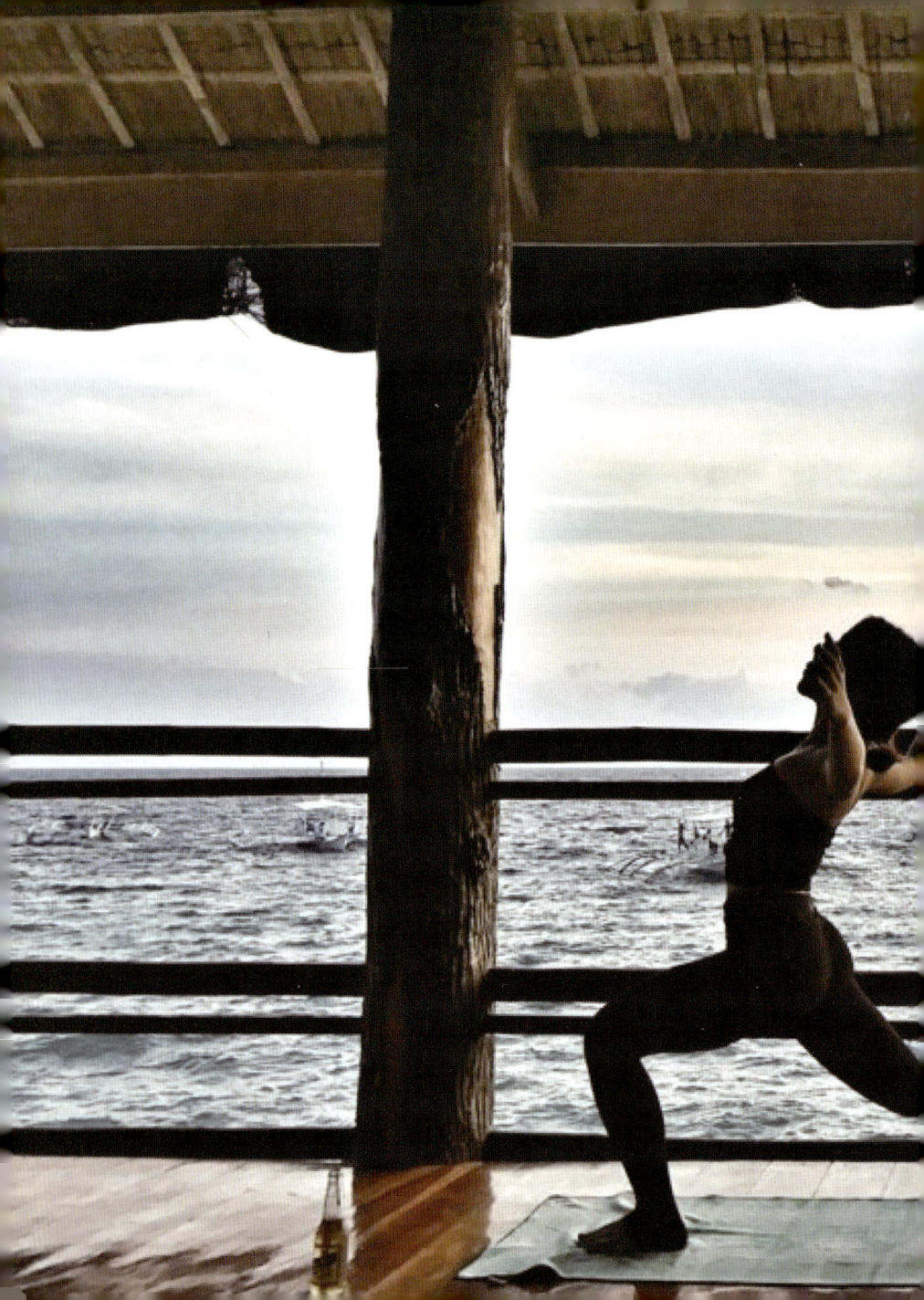

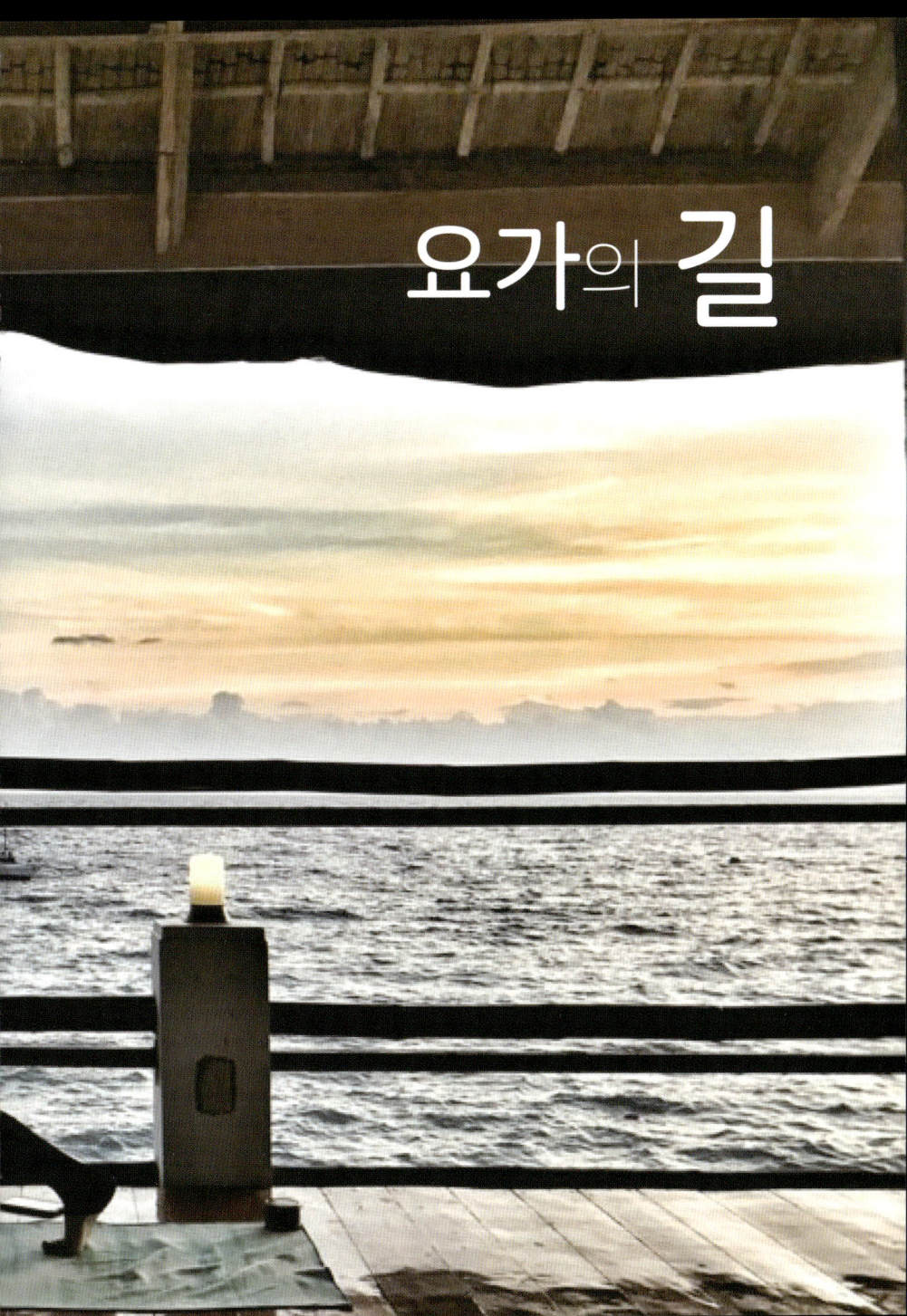
# 요가의 길

### '나'라는 존재와 마음

우리는 마음을 표현할 때 '마음 속 깊이', '깊은 내 마음 속'이라고 말하지만 인도에서는 더 높은 마음 Higher mind라고 표현합니다. 더 높은 마음이란 영적인 마음 Spiritual mind입니다. 이 Higher mind, Spiritual mind란 우리 일상 속에 외부로 드러나는 습관처럼 굳어진 마음에서 벗어난 마음을 의미합니다. 여기서 말하는 습관처럼 굳어진 외부적인 마음이란 철학적이거나 시적이거나 또는 본질에 일정한 형식과 조화를 가미해 포장한 그럴 듯한 마음을 말합니다. 그것은 참다운 내 마음이 아니지요. 나를 구속하고 나를 감추는 일종의 겉옷같고 장식같은 마음일 뿐입니다. 요가를 통해 자신의 내면 깊숙이 존재하는 속마음 Inner mind, 심연 속으로 들어간 상태가 바로 더 높은 마음, 영적인 마음입니다.

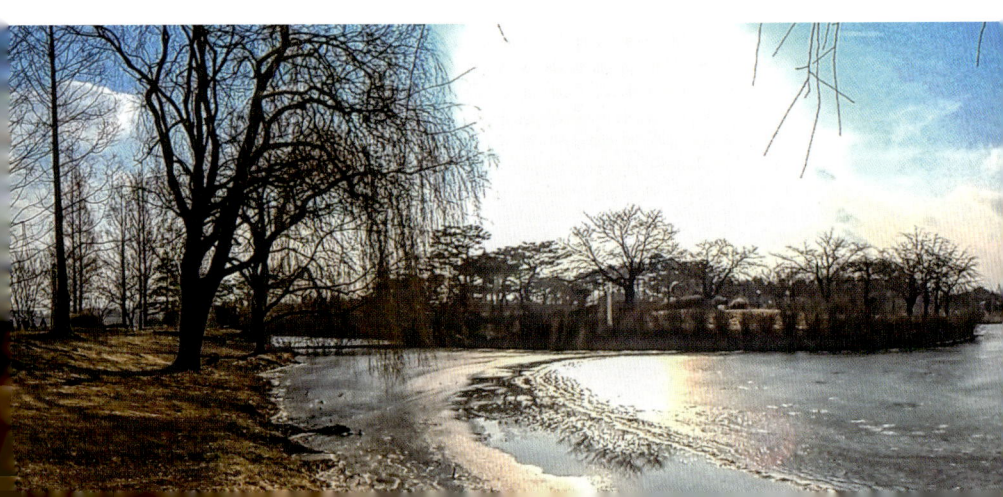

## Higher mind, Lager mind

깊은 내 마음 속 본질이 Higher mind라면 요가를 통해 더 깊이 더 넓게 우주적 인식으로 그 지평을 넓힌 마음을 우리는 더 큰 마음 Larger mind라고 합니다. 진정한 마음이라고 하는 것이 단순히 내면의 정신 세계를 말하는 것은 아닙니다. 아무 것도 모르는 무지의 세계는 인간이 갖고 있는 낮은 단계의 욕망과 본성일 뿐입니다. 그래서 앎, 지식이 필요합니다. 인간은 나서 죽을 때까지 배워야 하는 존재이듯이 지식은 반드시 필요합니다. 진정한 마음, 진실한 생명체, 진정한 육체적 존재는 무지와는 전혀 다른 것입니다. 무지해서는 아무 것도 할 수 없습니다.

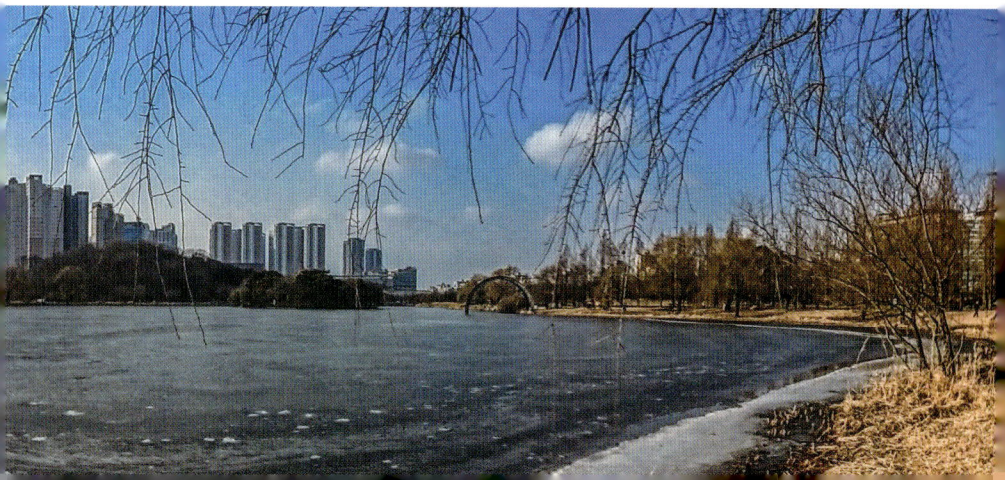

## 건강한 마음

건강한 마음은 생각하는 마음, 역동적인 마음,
외부로 표출된 마음으로 나눌 수 있습니다.
생각하는 마음은 아이디어나 지식 그 자체를 말하는 것이고,
역동적인 마음은 정신력을 발휘해 인식하는 것,
외부로 표출된 마음은
우리가 일상 생활 속에서 표현하는 마음을 말합니다.
그러니 역동적인 마음은
육체적인 마음이 아니라 정신적 영역을 거쳐서 나오는 마음,
육체적 마음에 정신력이 더해진 상태라고 할 수 있겠지요.

## Vital mind와 Lower mind

그런 점에서 보면 퍼들퍼들 살아 있는 감정과 욕망, 충동같은 마음과 건강한 마음의 중재자 역할을 하는 것은 생명력을 가진 마음 Vital mind라고 할 수 있습니다. 모든 감정과 욕망은 어떤 지성의 작용도 없이 단순히 외부에 표현하는 충동적 심리여서 혼란을 야기하고 본질을 왜곡하게 됩니다.

마음이란 언제나 관점이나 경험에 따라 결정되는 경향이 있습니다. 따라서 습관적인 마음은 어떤 상황에 처했을 때 기존에 경험했던 육체적 반응을 기억해 그대로 반복하는 아주 낮은 단계의 마음 Lower mind입니다. 일종의 기계적이고도 조건반사적인 마음이라고 할 수 있겠지요. 낮은 마음은 우리 일상 속에서 경험해 온 육체적 관점과 느낌, 그 과정에서 축적되고 반사된 또 다른 욕망에만 관심이 있을 뿐 어떤 지성도 대응을 못 하는 단계입니다. 일상 속에서 쓰레기처럼 쌓이는 보잘 것 없는 욕망, 하찮은 탐욕, 허망한 열정에 사로잡힌 마음이 바로 Lower mind입니다.

## 본능에 충실한 인간

보통 사람들, 대부분의 우리는 동물과 마찬가지로 본능에 따라 움직입니다. 모든 욕망을 쟁취하고 모든 감정을 즐기고 육체적 욕구를 충족하기 위해 거의 모든 시간을 쏟아붓습니다. 인간의 모든 활동과 감정은 본능에 의해 통제되고 몸은 본능의 도구로 전락해버리지요.

태초에 인간이 지녔던 영성, 신성은 현대에 들어 흔적도 없이 사라져버렸습니다. 니체의 말처럼 '신은 죽었다'라고 할 수 있겠지요. 물론 인간은 이성과 의지와 육체적 본능을 통제하는 법을 배우기는 합니다. 공교육이나 사회교육, 가정교육을 통해서요. 그러나 큰 효과는 없습니다. 때로는 이성과 의지라는 이름으로 자신의 육체적 욕망과 무지로 인한 결과를 정당화하는 데 악용하기도 합니다. 게다가 인간의 의지는 매우 취약해 쉽사리 꺾이기도 하지요.

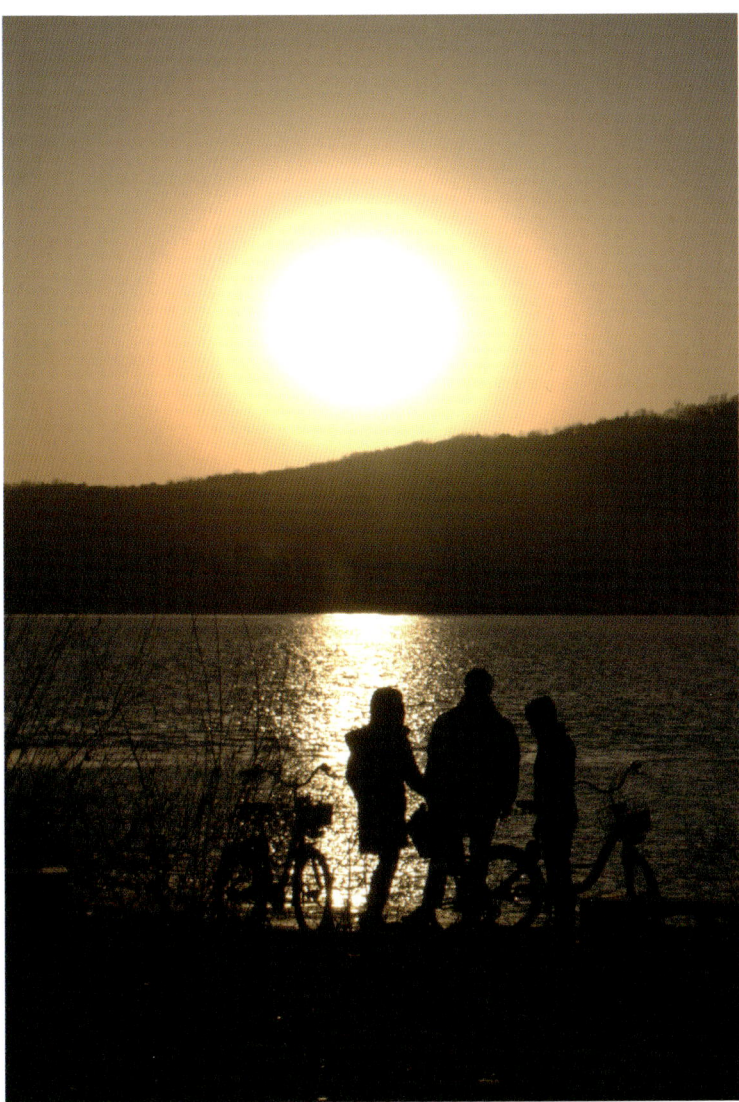

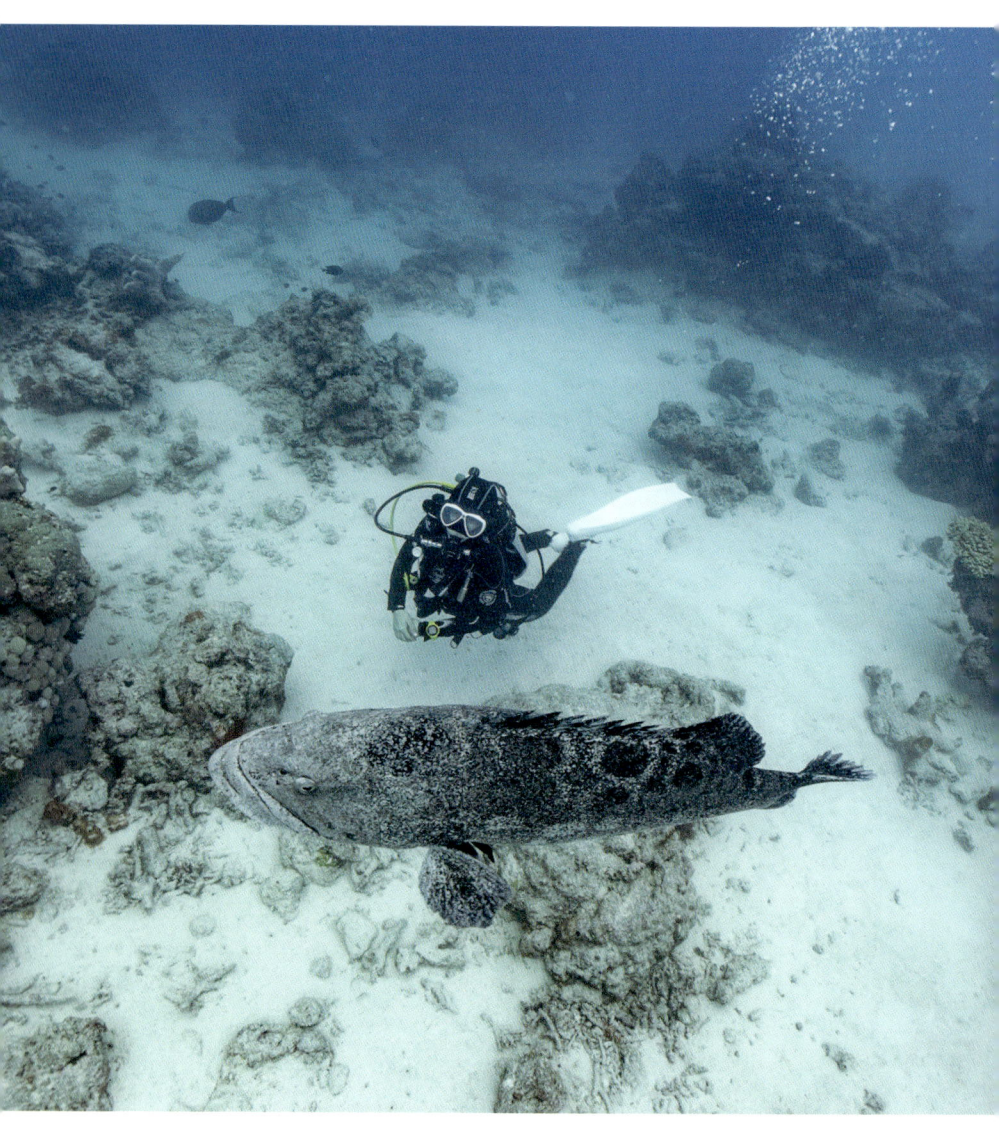

## 요가를 하면

　요가를 하면 내 안에 존재하는 육체적, 정신적으로 더 높은 본래 그대로의 태생적 본성이 작동합니다. 육체적 본능에 가려져 있던 영성이 드러나게 되는 거지요. 언제부터인가 우리는 유한한 육체만 애지중지하며 그 육체의 욕구에 따라 변화무쌍하게 움직이는 조급한 마음에 시달리느라 우리 본래의 마음은 거들떠보지도 않고 있습니다. 그 본래의 우리 마음을 돌아보고 그 마음속을 깊이 들여다보는 연습이 바로 요가 수련입니다.
　그렇다고 요가가 육체를 중요하지 않게 생각하는 것은 결코 아닙니다. 살아 있음, 살기 위함, 오로지 내 한 몸만이 아니라 내 안의 영성과 신성을 찾기 위해서라도 우리의 육체는 매우 중요합니다. 그러나 육체는 내 마음과 영혼을 내 생이 다할 때까지 소중하게 담고 있는 포장지일 뿐이지요. 그 포장지 안에 담겨 있는 내 마음을 바라보고, 찾고, 어루만지는 훈련은 바로 요가를 하는 그 시간 동안입니다. 진리를 찾아나서는 여정, 나를 정화하는 여정이 바로 요가인 것입니다.

**육체적 마음**

심장은 우리 인간을 살아 있게 해주는 생명의 원천입니다. 동시에 인간이 감정적 존재임을 입증해 주는 우리 몸의 가장 중요한 센터, 중앙이기도 합니다.

목구멍 깊숙이, 그곳은 육체적 마음입니다. 육체의 한 장기로서의 몸이면서 동시에 마음이 있는 곳이 바로 목구멍의 중심이라고 할 수 있습니다. 우리가 흔히 자존심이나 소유욕, 욕망, 분노, 기타 여러 가지 열정이라 느끼는 모든 것의 원천이 바로 이 목구멍에서 나오는 육체적 마음입니다. 때로는 심장에서도 이같은 낮은 단계의 육체적 마음이 표출되기도 하고요.

배꼽은 역동적이면서도 감각적인 생명의 원천입니다. 엄마와 함께 연결되어 있던 끈이고 엄마로부터 분리된 접점이니까요. 배꼽 아래 부분은 육체적 욕망과 작은 욕구, 허망한 열정이라는 낮은 단계의 생명체를 관장합니다.

## 배꼽

　앞서 말했듯이 배꼽은 심장에서 배꼽 아래까지 이어지는 장기 가운데 가장 역동적인 생명체에 대한 인식이 고여 있는 지점입니다. 생명체를 구성하는 영역을 세 부분으로 나눈다면 심장-배꼽-배꼽 아래로 구분할 수 있습니다.

　사실 육체의 중심은 심장 너머에 있는 양심이나 영혼 같은 순수하게 정화된 의식일 텐데, 그것은 눈에 보이지는 않습니다. 우리가 '양심에 찔린다' '영혼이 맑은 사람' 같은 표현을 하는 것처럼 우리 몸은 그 양심이나 영혼을 일상 생활 속에서 자주 느끼며 살고 있지만 눈에 보이지 않는다는 점에서 간과하고 있지요.

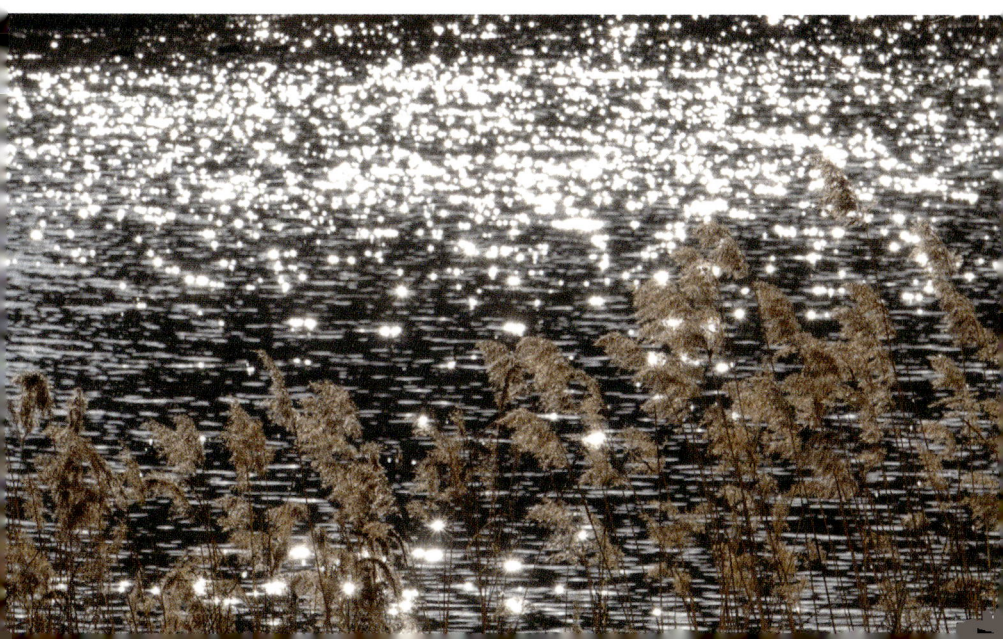

## 정신적 육체 영역

심장 그 위의 부분은 정신적 존재의 영역으로 이 또한 세 파트로 나눌 수 있습니다. 우선 목구멍 깊숙히, 그리고 눈과 눈 사이 바로 위에 있는 이마, 마지막으로 머리 꼭지점에 있는 정수리입니다.

목구멍은 나의 마음이 외형적인 옷을 입고 밖으로 나가는 통로입니다.

이마는 비전과 의지를 담고 있는 센터라고 할 수 있습니다.

우리가 정수리라고 부르는 머리 한가운데는 예로부터 천 개의 꽃잎을 가진 연꽃으로 불리는 지점입니다. 인도에서는 그 정수리를 통해 통찰하는 마음을 가진 사람은 조물주와 교감하기 때문에 지혜롭다고 생각해 왔습니다. 조물주가 가진 빛나는 마음, 직관력, 초월적인 마음을 이어받기 때문이라는 것이지요.

## 육체, 마음, 영혼

외형적으로 보면 마음과 영혼, 육체는 모두 뒤섞여 있는 것처럼 보입니다. 우리의 본성을 이해하고 너와 나의 관계 및 상호작용을 알아내기 위해서는 자기 성찰과 자기 내면을 깊이 관찰하고 풀어내는 강인한 힘이 필요합니다. 수많은 생각이 얽히고 설켜서 뿌리까지 뽑혀버린 생각의 실타래들을 하나로 묶고, 꽁꽁 닫혀 있는 마음의 문을 열 수 있는 그 강한 힘은 다름 아닌, 각자의 내면에서 나옵니다. 그 내면에는 우리의 모든 행동과 우리 몸의 모든 부분이 아주 명확하게 상호 구별되어 화산의 마그마처럼 고여 있습니다. 마치 우리가 서로 다른 부서와 일을 하듯이, 기능은 서로 다르지만 한 회사에 근무하면서 협력하여 결과를 도출해 내듯이, 우리 내면도 마찬가지로 그 모든 부분이 원형 그대로 존재하며 작동하는 것입니다. 있는 그대로, 태초부터 있었던 내 내면의 모습을 있는 그대로 바라볼 수는 힘, 그 힘을 키우는 것이 바로 요가입니다.

### 내적 존재

우리가 내적 존재라고 할 때 그것은 '몸'이라고 하는 그 육체 너머에 존재하는 내적 마음, 내적 생명력, 내적 육체를 통칭하는 말입니다. 초월적 존재라는 표현은 일상적인 인간의 의식보다 더 높은 인식을 기획하고 봉헌할 수 있는 존재를 말합니다. 주술가나 무당, 박수 등 무술인에서 보듯이 낮은 단계의 본성은 간혹 마음이 아닌 육체가 먼저 초월적 존재와 교감을 하는 경우의 사람들입니다. 그러나 내적 마음, 내적 생명체, 내적 육체는 우주를 향해 넓게 열려있는 매우 큰 존재를 말합니다. 따라서 내적 존재는 우주적 존재로 나아가는 첫걸음이지만 그렇다고 해서 그 자체로 해방감과 평화를 갖지는 못합니다. 진정한 자아Atman와 내적 존재는 기본적으로 차원이 다르니까요.

## 영혼과 생명

영혼과 생명은 전혀 다른 두 개의 파워입니다.

영혼은 우리 개개인의 본성이라고 할 수 있는 마음, 생명, 육체라는 통합적 존재가 내 안의 신성과 마주할 때 일어나는 일종의 스파크, 불꽃입니다. 대부분의 사람에게 이 영혼은 일상이라는 번잡한 생활 속에 숨어 있거나 감춰져 있습니다. 사실은 이 영혼이라는 것이 우리 몸을 움직이고 우리 몸에 활력을 불어넣는 생생한 힘인데도 불구하고 많은 사람이 일상 생활 속에서 이 영혼을 느끼지 못하며 살아갑니다. 자신의 내면을 등한시하기 때문이지요. 앞서 우리가 말한 머리와 이마, 목구멍, 배꼽으로 이어지는 육체에만 집착해서 살아가기 때문입니다. 사회가 세분화되고 파편화하는 현대에는 이런 현상이 훨씬 더 심하게 나타납니다. 인간의 본성마저 잃은 채 살아간다고 해도 과언이 아닙니다.

심지어 때로는 우리 육체가 상호 작용 과정에서 일으키는 묘한 작용을 영혼이라고 착각하기도 합니다. 우리의 생각과 자각, 의식에도 상당히 다양한 단계가 있습니다.

각 단계는 저마다의 공간을 유지하며 변화, 반응을 하기도 하고 다른 공간에 스며들기도 하며 상호 조화를 이루기도 합니다. 그 과정에서 다양한 의식과 자각이 어우러지면서 미래를 예견하기도 합니다. 조물주의 섬세하면서도 오묘한 창조 작업의 결과지요.

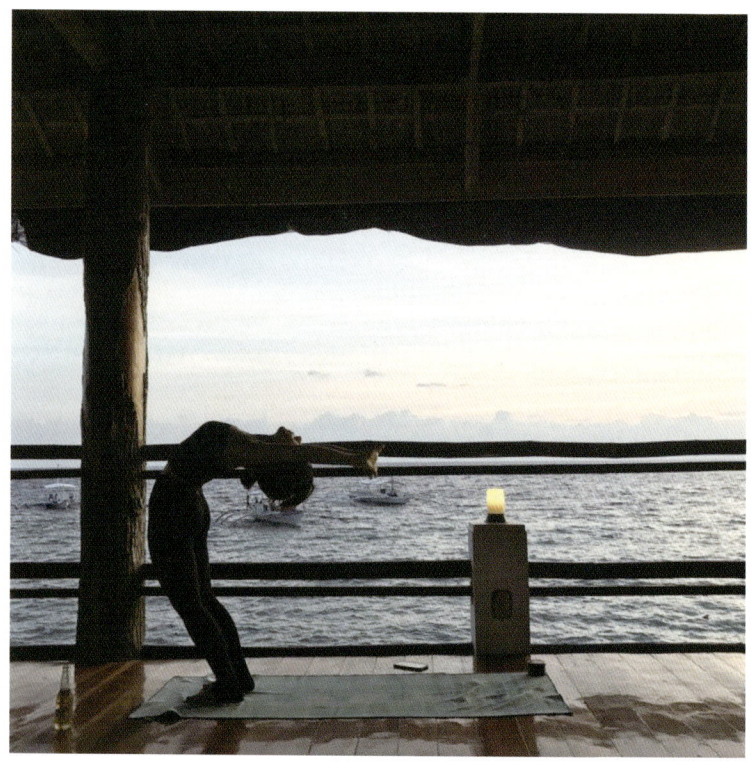

## 잠재 의식 또는 무의식

인도의 고대 종교에서는 인간의 잠재 의식 또는 무의식은 지구 저 끝, 맨 밑바닥 아래인 Patala로부터 나온다고 생각했습니다. 그러나 인간의 무의식, 잠재 의식은 우리가 기존에 경험했거나 느꼈거나, 우리가 미처 인식하지 못했던 우리의 본능 또는 비합리적인 충동들이 얽혀서 저장되어 있는 일종의 엄청나게 혼돈스러운 것들이 전부 고여 있는 장소라고 할 수 있습니다. 밤에 우리가 이해할 수 없고 뒤숭숭한 꿈을 꾸는 것도 바로 이런 잠재 의식, 무의식의 단편들이 간헐적으로 우리의 의식 속으로 스며들어 표출되는 경우입니다. 대체로 인도의 종교에서는 이런 현상들이 지구 아래의 세상과 지구 표면의 세상으로 나뉘어 있다고 인식하고 있기 때문에 지금도 다양한 종류의 신을 믿고 있습니다.

### 유한한 존재, 인간

어쨌든 우리 인간은 육체만으로 이루어진 존재도 아니고, 외부로 드러나는 의식만 갖고 사는 존재도 아니라는 것은 모든 사람과 모든 종교가 다 인정하는 사실입니다.

'인간은 유한한 존재'라는 사실을 깨닫는 순간 우리는 우리의 내면에서 들려오는 소리에 귀를 기울이게 됩니다. 우리의 내면을 바라보고자 하는 시도를 하는 시점도 바로 그 즈음입니다. 이런 생각을 하면 할수록 우리는 몸의 모든 기관이 서로 연결되어 있듯이 우리 인간도 서로 긴밀히 연계되어 있다는 사실을 깨닫게 됩니다. 일종의 장대한 우주의 힘을 주변 환경에서 인식하게 되는 것입니다.

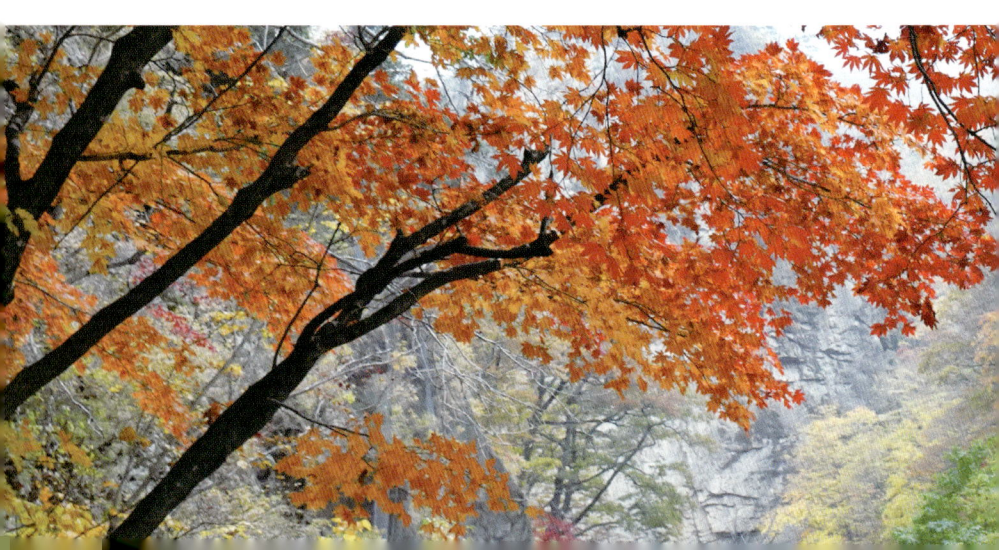

## 인간은 육체적 존재만은 아니다

　인간은 단순한 살덩이, 즉 육체적 존재만은 아닙니다. 단지 눈으로 육체라는 겉모습이 먼저 보일 뿐입니다. 인간이 몸뚱아리만으로 이루어진 존재가 아니라는 사실을 깨닫는 순간 우리는 타인의 내면도 들여다보게 되고, 그 육체에 내면이 연결되어 있다는 것도 깨닫게 됩니다.

　그러나 내면은 육체에 연결되어 있을 뿐 육체에 속해 있는 것은 아닙니다. 육체의 한 부분일 수도 있지만, 그 육체를 둘러싸고 있는 의식의 집합체 즉 우주적 힘이 타인들과 연결되어 있는 의식의 저장고가 곧 인간의 내면입니다. 이렇게 우리 개개인이 우주와도 연결되어 있고, 타인들과도 연결되어 있다는 사실을 인식하는 것, 그것을 우리는 '환경적 인식'이라고 표현합니다.

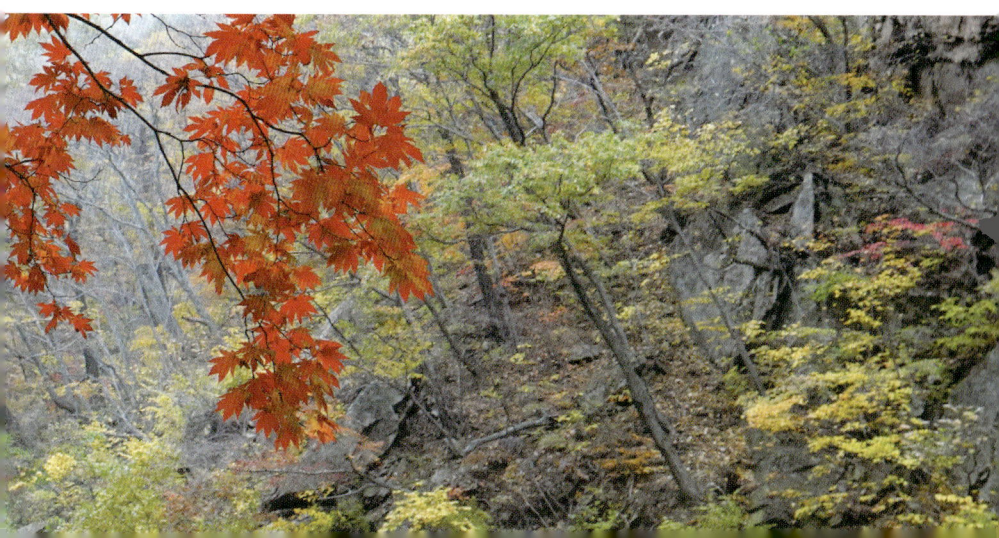

## 요가의 길

비전Vision의 중심은 이마 정 중앙, 즉 미간이라고 하는 두 눈썹의 가운데 바로 윗부분입니다.

이 부분이 열리면 사람은 내적 비전을 갖게 되고, 사람과 사물의 본래 모습을 보게 되며, 의지의 힘도 점점 발전시켜 나갈 수 있습니다. 사람과 사물의 본성을 꿰뚫어 볼 수 있는 그 방법을 연마하는 내적 수련을 요가의 길Yogic way이라고 합니다.

인도 철학에서는 비전으로 통하는 이 요가의 길이 열리면 이마 정 가운데에 백련꽃, '하얀 연꽃이 핀다'라고 표현합니다. 붉은 홍련이 아니라 하얀 백련을 말하는 것입니다.

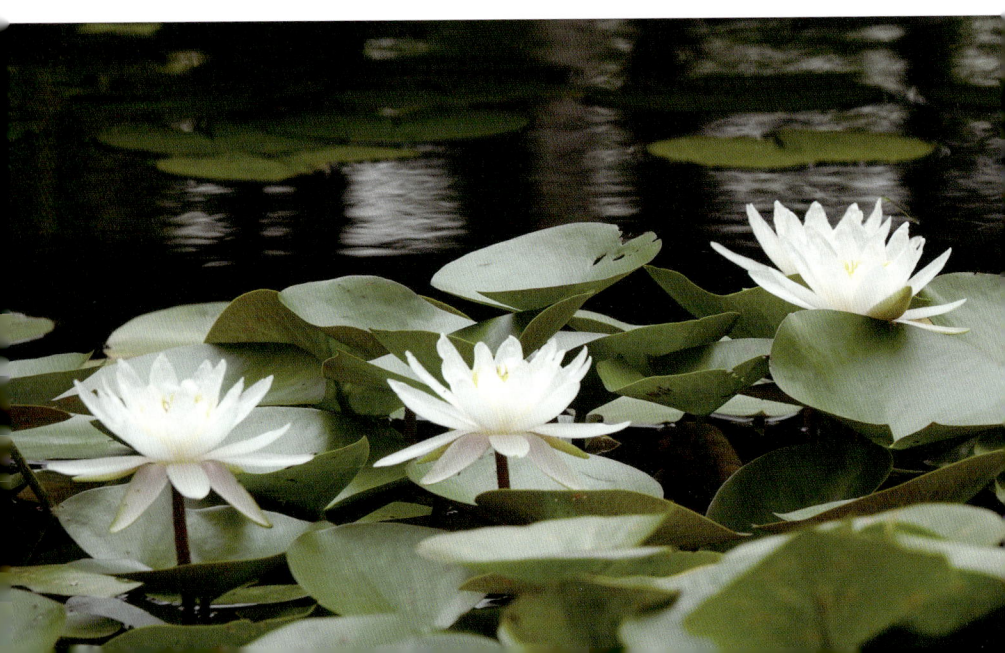

## 요가의 길 7단계

요가를 하면 다음과 같은 일곱 단계를 거치면서 나와 내 내면을 다스릴 수 있습니다.

첫째, 육체적으로 느끼는 의식과 잠재 의식의 통제

둘째, 작은 생체적 움직임과 작은 욕망들,
　　　사소한 감각적 움직임은 물론 성욕까지 통제

셋째, 보다 큰 생명력을 갖는
　　　열정과 걷잡을 수 없는 강력한 욕망 통제

넷째, 마음 속 깊은 곳에서 우러나오는 더 강한 감정 통제

다섯째, 외부로 표현되는 모든 마음의 움직임과
　　　　정신력 통제 가능

여섯째, 생각과 의미, 비전까지도 통제

마지막 일곱 번째 단계에서는 허상화된 마음을 통제하면서
　　　　마음 위에 존재하는 직관으로 들어가는 통로를
　　　　비로소 열 수 있게 됩니다.

### 뇌의 신경줄은 소통의 끈일 뿐

혹자는 이 일곱 번째 단계에 머리로도 도달할 수 있다고 하지만 아닙니다. Brain이라고 하는 머리는 이마 한가운데 수천 개의 페달과 같은 신경선을 가진 소통 채널일 뿐입니다. 인도 종교에서는 머리, 특히 뇌를 '빈 껍데기'라고 부릅니다. 왜냐하면 우리가 신성을 가진 영적인 존재가 되기 위해서는 자신의 침묵 속으로 먼저 들어가야 가능한데, 그러기 위해서는 우리 육체의 다양한 소통을 위해 뇌에 깔려 있는 수천 개의 통신선이라고 하는 신경줄은 하얗게, 텅 비워두어야 하기 때문입니다.

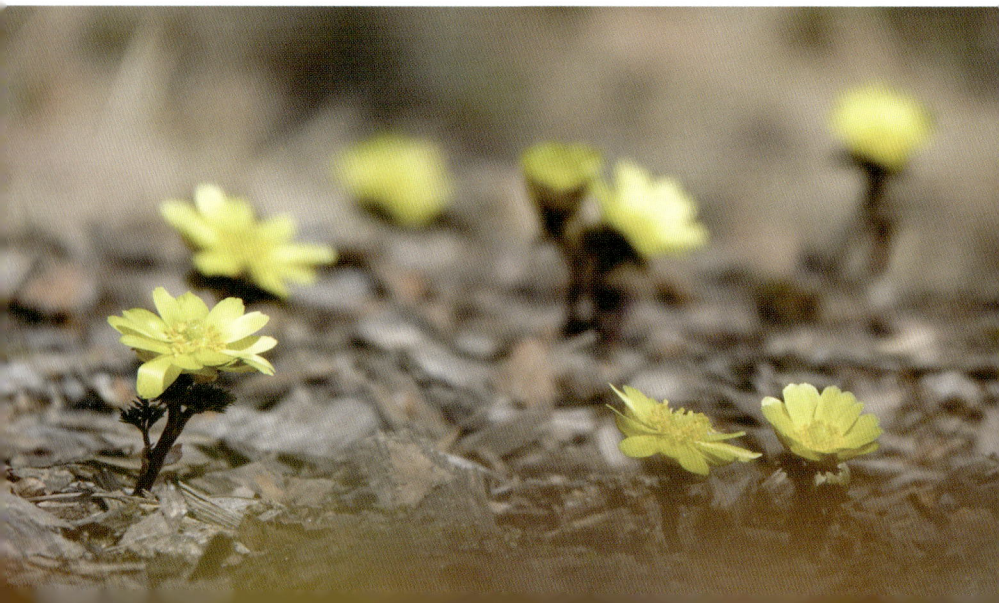

## 강한 생명력

　강한 생명력은 살아가기 위해 요구되는 강한 힘이기도 합니다. 욕망, 욕구, 용기, 큰 에너지, 창조적 힘, 이타적 자선이든 소유욕이든 지배욕이든 그 모든 물질로 가득한 힘은 다 강하고 질기다는 점에서 같습니다. 이런 힘을 스스로 포기하는 것은 결코 쉬운 일이 아니지만, 그렇게 해낸다면 그것은 신의 경지에 올랐다고 찬미해도 지나치지 않을 정도로 대단한 일입니다.

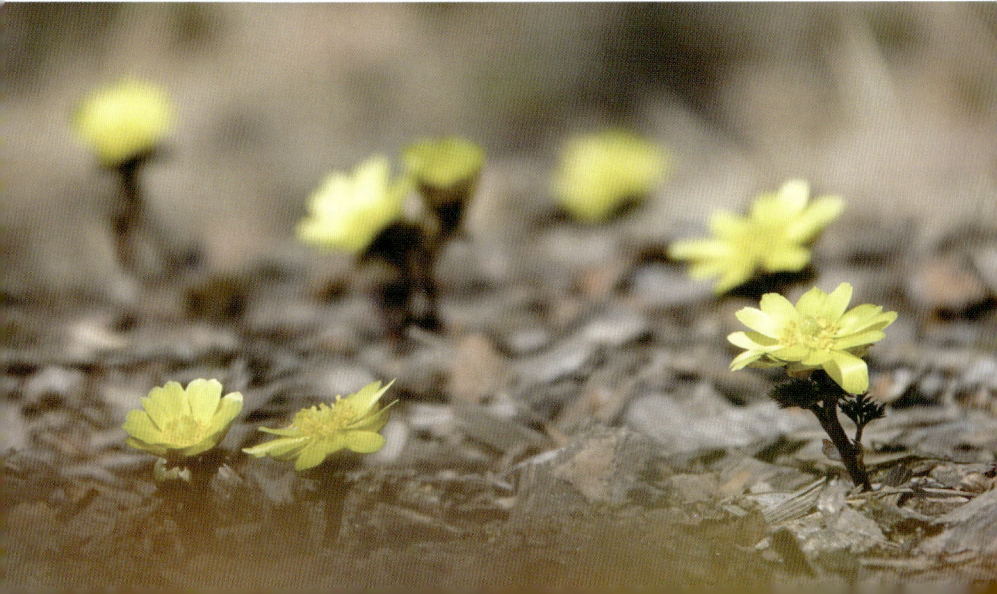

## 약한 생명력

약한 생명력은 내 안의 신성을 되살려 영적으로 변할 만한 힘 자체가 부족한 상태를 말합니다. 기본적으로 생명력이 약하면 아주 나쁜 영향에 쉽게 휘둘리고, 마음으로는 그것을 물리치고 싶어도 습관처럼, 관성처럼 모든 것을 회피하게 됩니다. 강한 생명력은 의지만 있으면 자신감을 갖고 뭐든 해낼 수 있지만, 생명력 자체가 약한 사람은 모든 것을 쉽게 포기해버리기 때문입니다.

가슴<sup>Chest</sup>은 생명보다는 육체와 더 깊은 관계가 있습니다. 우리가 '건강한 몸에서 건강한 정신'이 나온다고 하듯이 요가에서도 건강한 생명력은 건강한 육체에서 나옵니다.

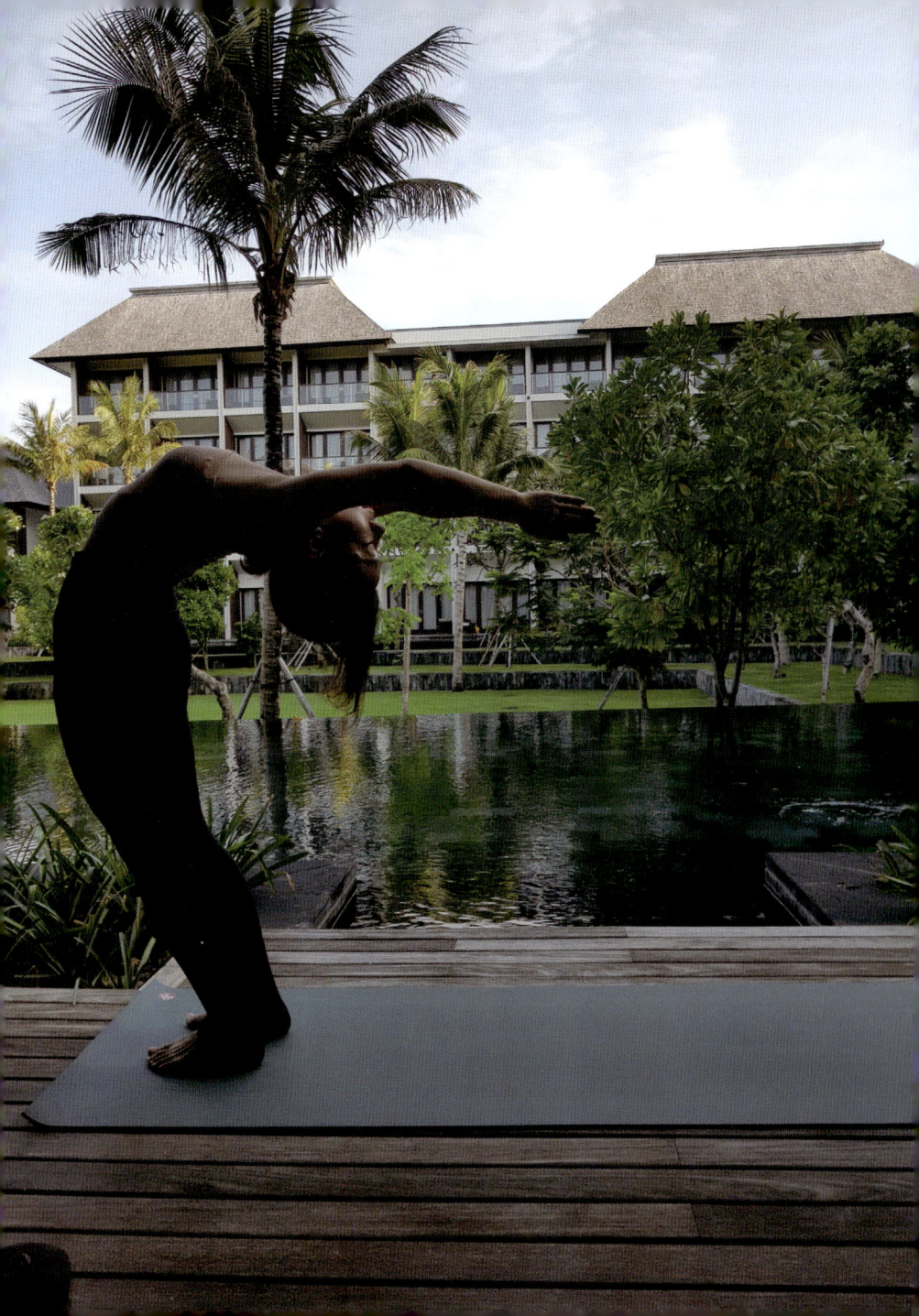

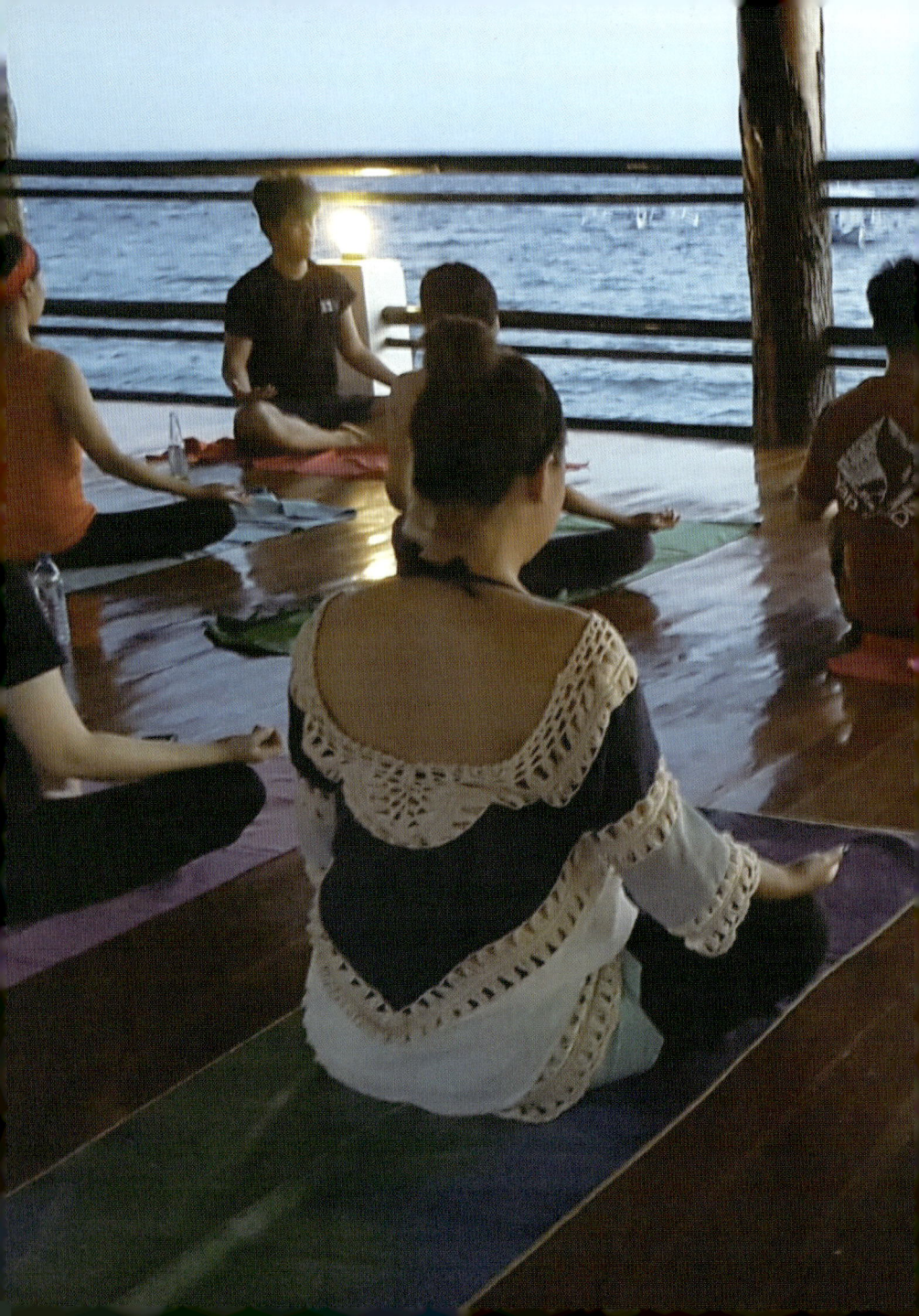

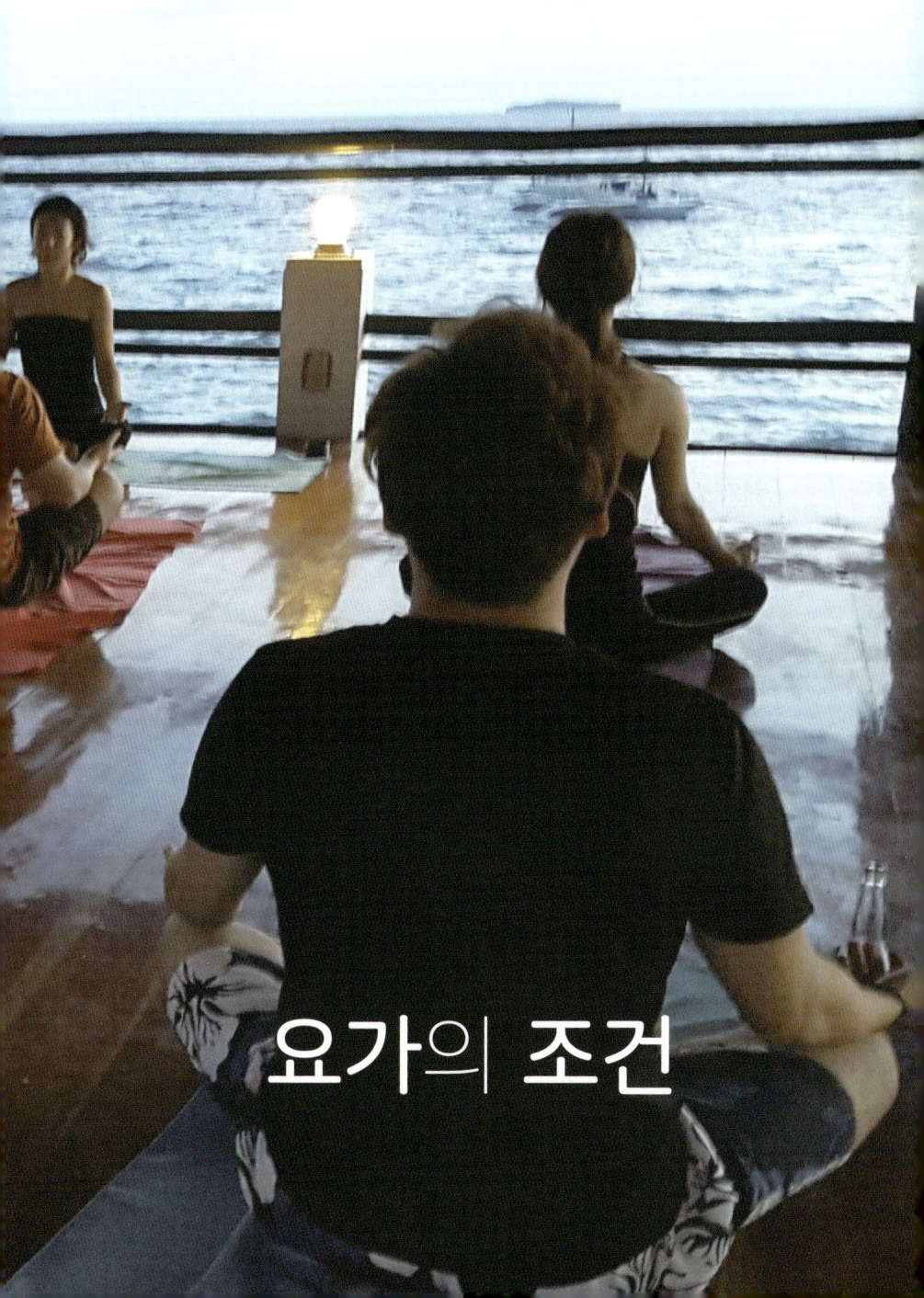

원해서든 적극적으로 노력을 해서든 가장 깊은 의식을 향해 우리 몸이 열린다는 것은 대단한 일입니다. 그러나 언제나 조용히 경계심을 유지해야 합니다. 그렇지 않으면 잘못된 행동이나 관성에 의해 우리 몸은 도로 닫힐 수 있습니다.

　지금은 요가가 대부분 육체적 훈련에 머물러 있습니다. 육체는 훈련한 만큼 우리 몸이 변화한다는 점에서 대단히 흥미롭지만 그렇다고 해서 육체적 훈련이 더 높은 진실과 연결되는 것은 결코 아닙니다. 더 향기롭고 더 순수하고 더 확실한 요가는 정신적 토대 위에서 연마되어야 합니다. 바로 그 이유 때문에 몸으로만 하는 요가는 한계가 있습니다. 다이어트나 체형 교정이 목적인 요가는 따로 다루더라도, 요가는 몸이 아닌 마음이 중심이 되어야 합니다. 몸과 마음을 다 하는 헌신과 염원을 통해 내 안에 자리한 신성을 찾겠다는 간절한 마음이 모아질 때 비로소 진정한 요가가 가능해집니다.

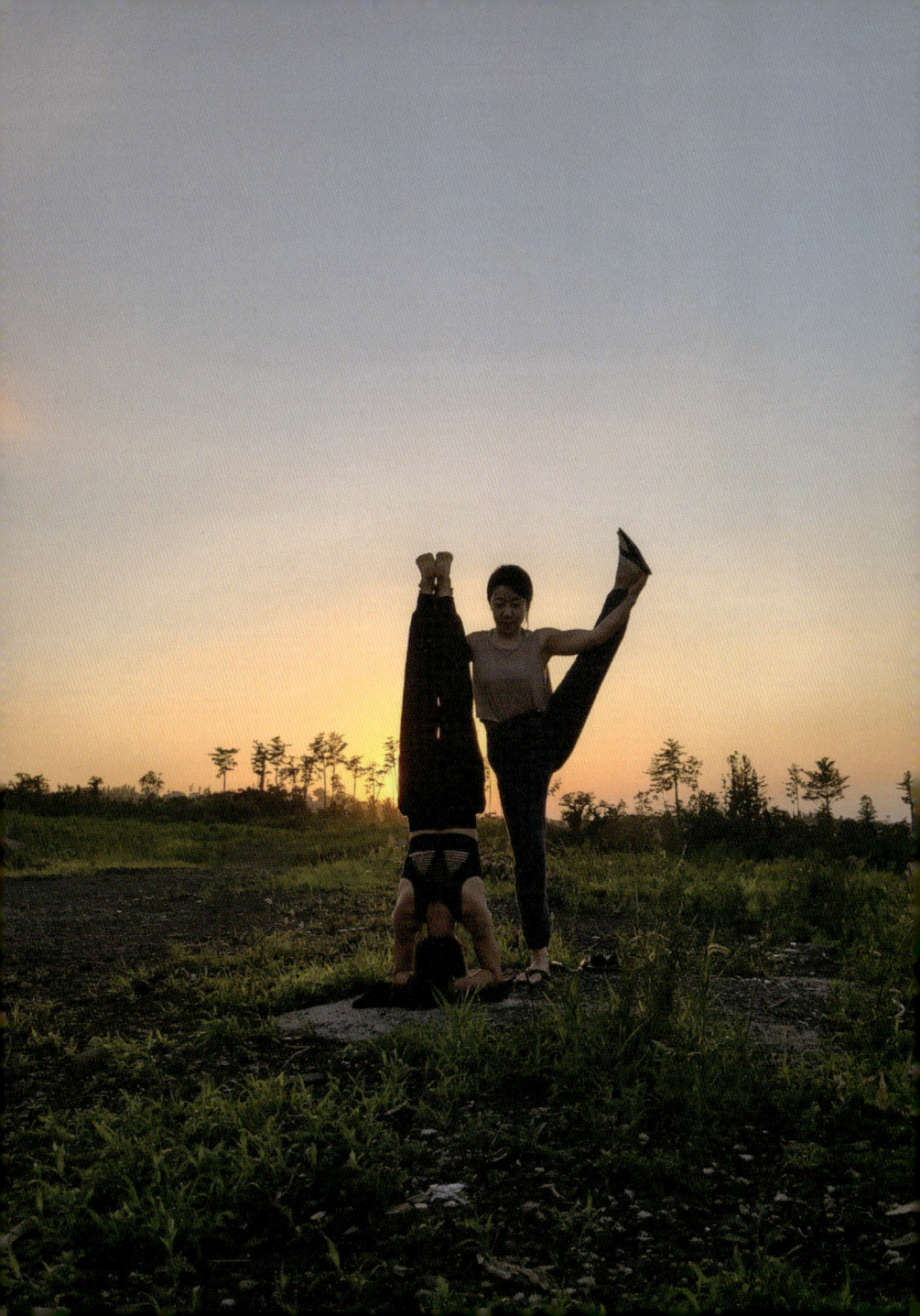

## 빛과 평화

   빛과 평화가 생명과 육체에 가득 찰 때 우리의 본성을 찾는 행동도 올바른 길로 접어들게 됩니다. 내면 저 깊은 곳에 존재하지만 결코 만져지지 않는 내 본성 안에 내가 스스로 머물기 위해서는 겉으로 드러나는 의식의 실마리를 붙들고 그 소리에 귀를 기울여야 합니다. 떠오르는 단상을 굳이 물리치려고 하지 마세요. 그렇다고 일부러 인위적으로 그 단상을 잡아당기지도 마세요. 그냥 그대로의 단상이 가져온 소리에 귀를 기울여 집중해서 들어봐야 합니다. 내 몸과 내 의식의 소리를 듣는 것, 그것이 요가의 자연스러운 시작입니다.

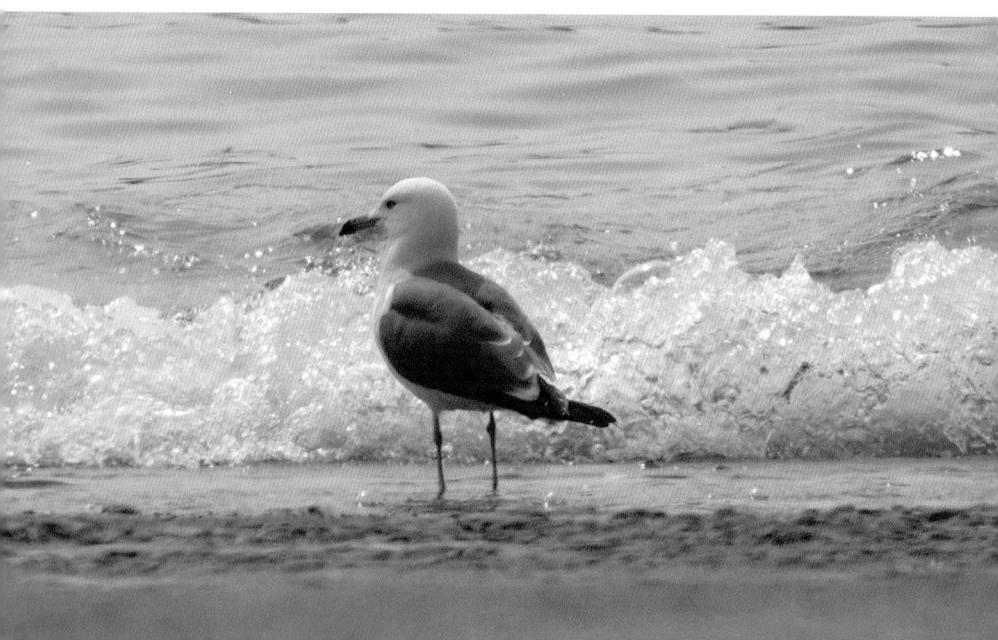

## 모성, 어머니

　우리 본연의 모습을 찾는 데 모성, 어머니의 역할은 매우 요긴할 것입니다. 우리가 깜짝 놀라거나 힘든 일이 있을 때 누구나 무의식적으로 엄마, 어머니를 찾듯이 우리의 의식이든 무의식이든 어머니의 역할은 매우 중요합니다. 단순히 나를 낳아준 육체로서의 모체가 아니라 생명의 근원을 인식하면서 동시에 사물의 본성은 언제나 변한다는 사실도 동시에 인정하고 받아들여야 합니다.
　생명의 본성은 시작할 때의 의지에 있는 것이 아니라 실패하고 도전받고 절망감에 빠지는 바로 그 순간에 있습니다. 도전과 실패, 절망감에 빠져 허우적거릴 때 나를 낳아준 '엄마' 또는 '어머니'라고 하는 그 먼 옛적, 태고太古의 도움과 은총이 간절히 필요하듯이, 절박한 마음이 절정에 달할 때 그 생명체는 비로소 변화할 수 있습니다.

**독서의 중요성**

　요가에 도움이 되는 책을 읽으세요. 음악, 미술, 무용 등 영성을 깨우쳐줄 수 있는 각종 예술 작품을 접하는 것도 아주 좋습니다. 단순히 심심풀이 시간 때우기용 독서나 잡독은 한 마디로 쓰레기입니다. 호사가들의 지적 호기심만 자극하며 정신을 홀딱 빠지게 하는 그런 책들은 읽지 마세요. 깊은 내면을 들여다보고자 하는 이는 아무 것도 읽을 수 없거나 모든 것을 읽을 수도 있습니다. 하지만 요가를 처음 시작하는 초보자가 그런 분별력을 갖는다는 것은 쉽지 않은 일이지요. 오랜 시간을 두고 많은 사람으로부터 인정을 받은 책부터 차분히 읽어보세요. 고전이라고 하는 책들이지요. 그 책들을 읽고 나면 몸과 마음이 달라질 것입니다.

## 정신적 수양과 교육

요가를 하기 위해 공부를 계속하는 것에 대해서 나는 반대하지는 않습니다. 문제는 그 공부가 자신의 영성을 가다듬는 데 도움이 되느냐, 아니냐 하는 거지요. 의식의 상태를 발전시키기 위해 정말 중요한 것은 스스로의 정신과 삶이 자신이 추구하는 정신 세계에 걸맞아야 한다는 것입니다. 정신적 수양, 인간과 사물에 대한 지식, 문화, 능력 등은 수련을 더 잘 할 수 있도록 도와주는 요소이기도 합니다. 인도에서 교육은 이런 요소의 아주 작은, 근본적인 내용만 가르쳐주지요. 학위나 학문적 성취가 목적이 아닌 한, 누군가의 도움 없이 스스로 공부하는 방법을 안다면 그것으로 교육은 충분합니다. 남이 나에게 물고기를 잡아다 주는 것이 아니라 내가 스스로 물고기 잡는 법을 깨우치게 되니까요.

### 예술가와 요가인의 삶

대부분의 예술가는 덧없는 명성, 박수, 허망한 타인의 인정 등 '나'가 아닌 다른 사람들에게 비칠 나의 모습에 모든 것을 걸고 살아갑니다. 물론 아주 드물기는 해도 그렇지 않은 사람들도 있긴 합니다. 하지만 그들의 일생은 매우 고달프게 끝나고, 운이 좋아야 죽고 나서도 세월이 한참 흐른 뒤에나 제대로 된 평가를 받곤 하지요. 고흐처럼요. 그러나 진정한 요가인이라면 다른 사람이나 자신을 위한 삶이 아니라 스스로의 영성에 바치는 삶을 살아야 할 것입니다. 자기 안에 내재된 신성을 찾는 일이 바로 요가니까요.

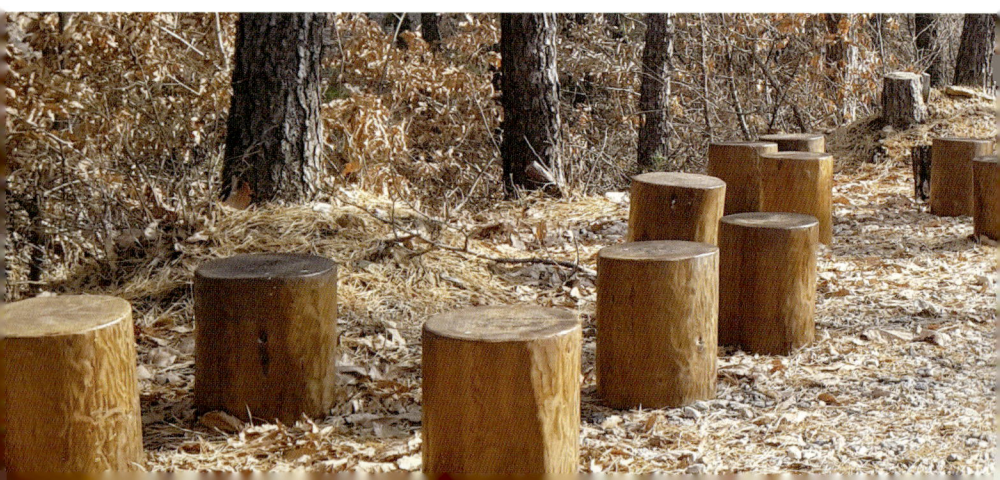

### 요가에 규범이란 없다

   물리적인 일에는 계획이 절대적입니다. 그렇지 않으면 모든 것은 엉망진창이 될 수 있으므로 확정된 법 규범도 필요합니다. 법 규범이 없으면 혼란과 당황, 갈등과 충돌이 일어날 확률이 매우 높아집니다. 그러나 내적 수련을 하는 요가에는 그런 것들이 전혀 필요치 않습니다. 요가란 스스로 깨달아 가는 과정이어서 지도자도 사실 필요 없습니다. 정해진 계획표도 구체적인 시간표도 요가에는 없습니다. 한 마디로 "여기서든 거기서든 언제나 멈출 수도 있고 전혀 다른 곳에서 언제든 다시 시작할 수도 있는 것이 요가입니다". 만일 요가에 꽉 짜인 엄격한 과정이 있다면 그것은 무無, 아무 것도 이룰 수 없는 허무한 과정일 것입니다. 그런 법칙이나 규율은 그 자체로 진실하지도 않고 요가에 효과적이지도 않습니다.

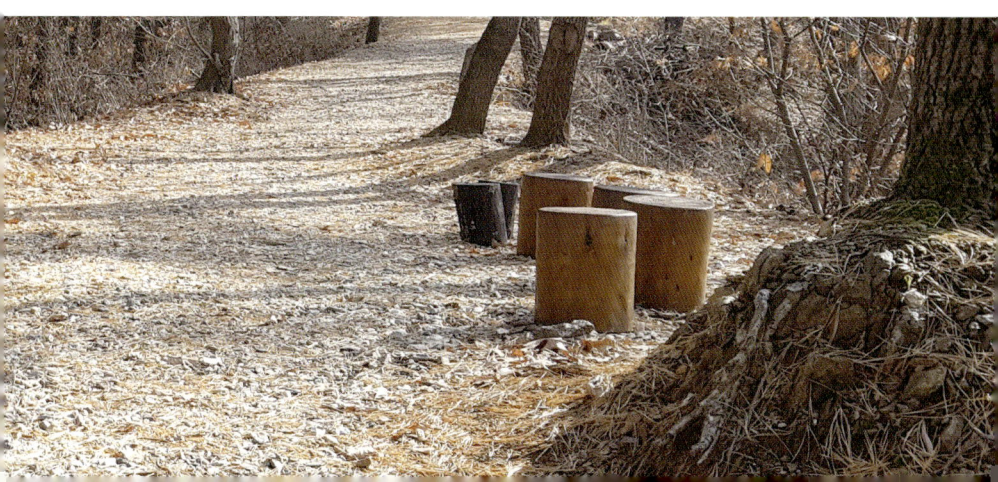

## 진실의 길이 곧 요가의 길

내적 컨디션이나 외적 상황은 그다지 중요하지 않습니다. 단지 내적 컨디션을 표현하고자 하거나 확고하게 하고 싶을 때 또는 좀 더 효과적으로 하고 싶을 때 내외의 상황이 아주 조금 도움이 되거나 수단이 될 수는 있습니다. 그것도 내적 컨디션이 긍정적일 때는 효과가 있지만, 부정적이거나 다른 목적이 끼어 있을 때는 오히려 나쁜 영향을 미칩니다.

어떤 경우든 매 순간 옳은 일을 옳은 방식으로 하려고 할 때 우리의 의식도 올바르게 흘러갑니다. 사詐나 마魔가 조금이라도 끼어드는 경우에는 절대로 제대로 된 요가를 할 수 없습니다. 여기서 말하는 옳음은 곧 진실입니다. 다시 말해 요가는 진실과 일치할 때 가능합니다. 정신적으로 볼 때 최상의 순간이란 우리 존재가 내 내면을 향해 완전히 열려 있을 때인데 바로 그때 요가도 잘 되고 그 요가는 빛이 나게 될 것입니다.

### 요가는 나만의 안식처

요가를 하려면 어떤 상황에서도 내적 컨디션을 유지해야 합니다. 예민해질 정도로 과도한 스트레스가 쌓이는 환경에서는 요가를 하지 말아야 합니다. 너무 많은 정신적, 육체적 에너지가 소모되기 때문입니다. 그런 스트레스 상황에 자신을 노출시키는 것은 과도한 자기 방어 기제까지 동원해야 해서 에너지가 과도하게 고갈됩니다.

요가를 제대로 하는 사람은 이런 과도한 자기 방어 기제 같은 긴장감을 발동시키지 않고도 자신만의 안온한 안식처를 가지는 방법을 수련하는 자입니다.

### 요가는 금욕이 아니다

아주 짧은 시간이라도 쓸모없는 에너지를 낭비하는 일은 하지 마세요. 육체적, 정신적 부주의나 잘못으로 인한 혼란과 손실은 결국 재산도 잃어버리게 하고, 절망감에 빠지게 하여 삶의 질도 떨어뜨립니다. 한 마디로 육체적, 정신적 충만감을 갖는 힘, Wealth Power를 잃는 일이지요.

그렇다고 요가가 금욕주의를 추구하지는 않습니다. 다만 삶의 현장에서든 정신적으로든 자기 절제는 매우 중요한 부분이라는 말씀을 드리고 싶을 뿐입니다. 그런 면에서 금욕적 훈련이 자기 통제를 못하는 것보다는 백 배 낫다고 봐야지요.

## '만인은 평등하다'라는 마음이 요가의 시작

　직장 생활이나 일상 생활에서 요가를 할 수 있는 가장 중요한 마음가짐은 '이 세상 모든 사람은 다 평등하다'라는 생각입니다. 이 생각을 잊어서는 안 됩니다. 이런 마음의 수양을 오랜 요가 전통에서는 Samata라고도 하지요. 초기 요가집인 〈기타〉에서 사람이 자기 안에 존재하는 신성, 영성을 찾기 위해서 가져야 할 첫 번째 마음으로 가장 많이 나오는 단어가 바로 '평등'입니다.

　'모든 사람은 평등하다'라고 믿는 마음 속에서 신성은 싹이 틉니다. 그래서 깨닫지 못하고 무지한 세계에 사람이 살더라도 이런 마음가짐만 잊지 않고 살아간다면 그 사람의 내면에서는 신성이 싹트고, 작동도 한다고 믿은 것입니다. 이런 믿음은 지금도 인도 사람들의 뇌리 속에 살아 있습니다. 비록 계급 사회이기는 하지만 평등 사상만은 모두가 확실하게 갖고 살아가는 것입니다.

## 육체적 평등은 곧 영혼의 평등

'만인은 평등하다'라는 그 믿음이 우리 마음 속에서 진실로 잘 인식이 되면 그것은 곧 우리 인간의 존재 저 너머 영적 평등으로까지 번져갑니다. 그 단계가 되면 불쾌했던 일들, 동의할 수 없었던 모든 일에 대한 응어리들이 눈 녹듯이 사라지게 됩니다. 새로운 빛을 보게 되는 거지요. 부처님의 말씀을 가장 가까운 곳에서 가장 많이 들었다는 아난다Ananda가 했던 말이기도 합니다. 결국 인간의 본질은 누구나 다 평등하다는 것, 그것이 요가의 본질입니다.

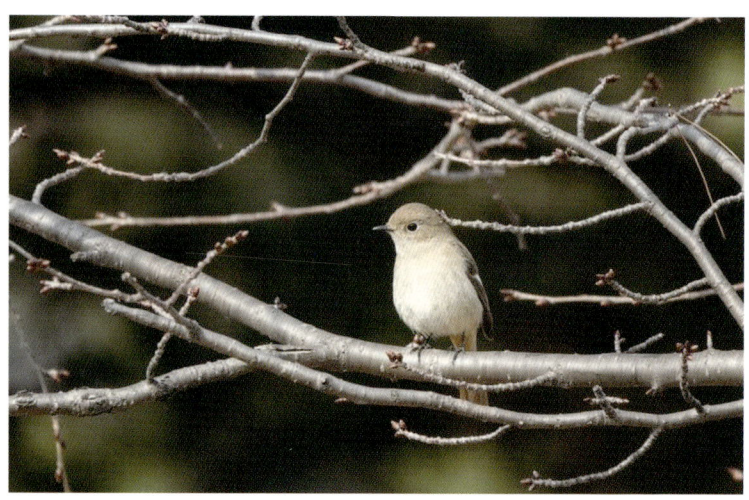

## 어머니라는 존재

여러분은 모두 어머니로부터 분리되어 나온 존재입니다. 앞으로 과학과 의술이 더 발전하면 인공 자궁이 가능할지는 몰라도 지금 이 순간에는 우리 모두 모체로부터 분리된 생명체입니다. 동서고금을 통해 국적과 인종, 종교에 상관없이 나를 잉태하고 나를 키워낸 어머니의 사랑은 '끝이 없다', '하해와 같다'라고들 표현합니다.

모든 어머니는 엄청난 인내심으로 자신의 아이를 지키고 키웁니다. 어머니라는 존재는 돌아가신 후, 비록 우리 눈앞에 없어도 꿈에 나타나 나를 걱정하며 늘 언제 어디서나 함께 한다는 사실을 느끼기도 할 것입니다. 늘 그립기도 하고요. 따라서 우리가 그 어머니의 진정한 아이가 되도록 노력하는 것은 매우 당연한 우리의 본질입니다. 만일 그런 생각에 동의하신다면 여러분은 스스로 아주 쉽게 자신을 통제할 수 있고, 변할 수 있습니다. 그러나 우리는 내 안이 아닌, 외부로만 마음을 쓴 나머지 아주 보잘것없는 사소한 일들, 심지어는 그 보잘 것 없는 일을 하기 위해 때로는 폭력까지 사용할 정도로 헛된 행위를 하기도 합니다. 외부가 아닌 내면을 보는 수련을 하지 않기 때문입니다.

## 자기 통제는 토론에서부터

육체적으로 나 자신을 통제하고 싶으세요?
그러면 제일 먼저 사람들과 토론할 때부터 시도해 보세요.

1. 충동적인 주장을 너무 많이 하지 마세요. 의식적으로라도 꼭 필요하고 유용한 말만 하려고 노력하세요.
2. 언쟁이 아닌 토론을 하세요. "나만 옳고 너는 그르다"라는 식으로는 말하지 마세요. 사물의 본질이 무엇인지 충분히 생각하며 발언하세요.
3. 말투와 어조를 차분하고 편안하게 유지하세요.
4. 상대방이 열을 받아서 격렬하게 말한다고 나도 그래서는 안 됩니다. 언제 어디서나 평상심을 잃어서는 안 됩니다.
5. 타인에 대한 가십성 험담이나 가혹한 비판은 하지 마세요. 그런 일은 하수나 하는 짓일 뿐, 자기 수양에는 전혀 도움이 되지 않습니다.
6. 타인에게 해가 되거나 상처가 될 말은 절대 하지 마세요. 고스란히, 아니 훨씬 더 큰 해가 되어 반드시 내게 돌아옵니다.

## 요가는 타인과의 관계도 매우 중요

나 자신과의 대화를 위해 또는 내적 수련을 위해 외부인들과의 관계는 다 끊어야 할까요? 아니요, 아닙니다. 인간은 사회적 동물인 걸요. 그러면 서로서로 영향을 주고받으며 인격을 형성해 가는 사람들이 외부 활동과 외부인과의 관계도 철저하게 끊어야 할까요? 아니요. 사람들을 등지고 홀로 수양을 한다는 것은 인간의 본질에 어긋나는 일입니다. 인간이 서로에게 영향을 주고받으며 변해가는 그 결과가 만족스럽지 않다고 해서 모든 것을 다 포기하는 것은 아주 이기적인 처사입니다. 그것은 요가 하는 사람의 자세가 아닙니다.

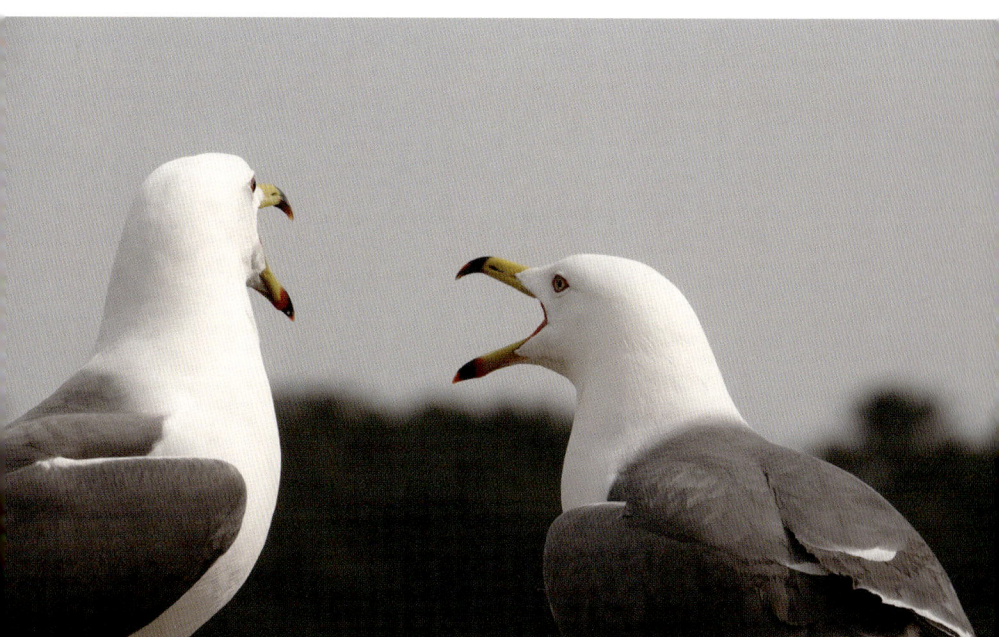

## 요가는 고요한 평화같은 것

자기 절제가 잘 되어 자신의 내면을 바라보는 수련이 요가를 통해 잘 이루어지면 여러분은 바로 그 순간에 밝은 빛을 보게 될 것입니다. 동시에 자기 몸의 중심에서부터 충만감으로 올라오는 강한 생명의 힘을 느끼게 될 것입니다. 그 빛은 흰색과 황금색이 섞인 밝은 빛이며, 그 생명의 힘이 배꼽 아래 부분에서 올라오는 것이 느껴질 것입니다.

만일 잘 안 된 경우에는 순수하지 못한 감정, 다시 말해 화, 성욕, 두려움 같은 감정이 올라와 마음에 먹구름이 잔뜩 낀 것처럼 매우 불편할 것입니다. 비록 빛을 본다고 해도 말입니다. 자기 절제에 따른 수련이 제대로 된다면 마음과 맥박까지 모두 고요해질 것입니다. 완전한 순수와 평화가 찾아오는 순간이지요. 인도 철학에서는 Adhar, '경험에 바탕을 둔 실재'라고도 합니다.

### 내 안의 신성을 마주할 때

 순수한 평화가 찾아왔을 때 힘이 쭉 빠져나가는 것을 느끼시나요? 그것은 우리 몸이 어떤 저항도 하지 않고 모든 것을 향해 열리기 때문입니다. 우리가 신을 마주한다면 여러분은 어떻게 할 것 같으세요? 엎드려 경배하며 모든 것을 신에게 맡기겠지요? 자기 안에 있는 신성을 마주할 때도 마찬가지입니다. 초월적인 평화가 내 안의 신성과 마주하기를 열망하면서 자신을 다 내려놓으세요. 그러면 언제 어디서든 그 신성과 마주하게 될 것입니다. 요가를 통해서.

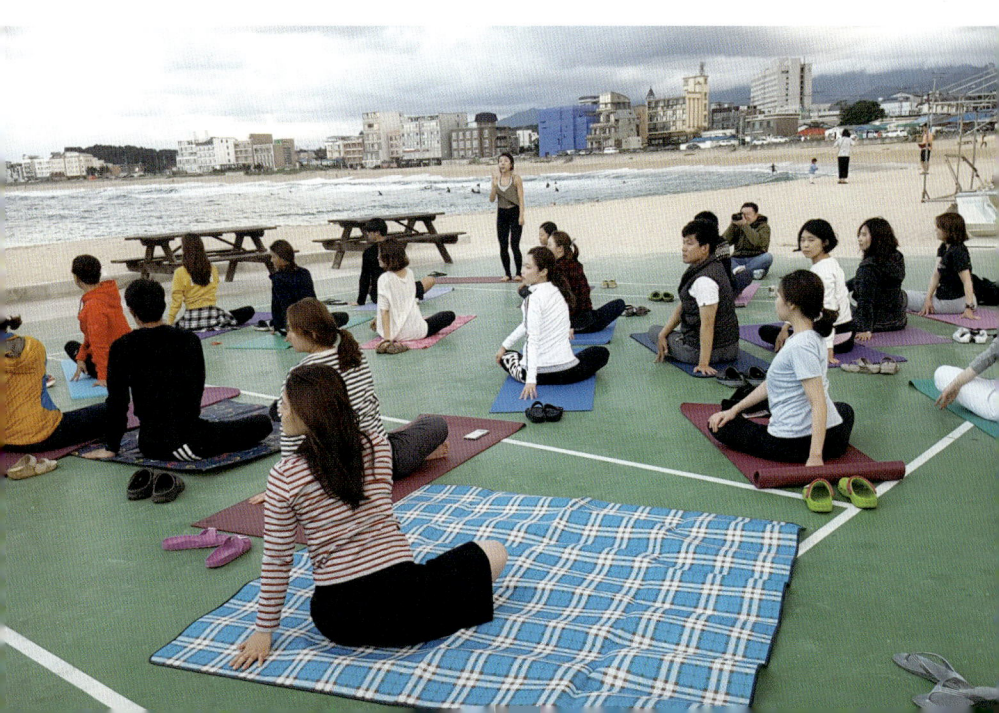

## 자기중심적 사고나 집착에서 벗어나야

요가 수련을 통해 내 안에 존재하는 신성과 마주하려면 우선 정신적으로 깨닫고 변화해야 합니다. 평등과 평화에 대한 인식을 확실하게 해야 합니다. 인간적 욕구로부터 비롯되는 각종 신체적 욕망으로부터도 자유로워져야 합니다. 권력이나 욕망, 우월감, 자만감, 자기중심적 사고나 집착 등에서 먼저 벗어나야 합니다. 단순하고 순수한 본연의 모습, 그대로의 정신 세계를 회복하는 것이 중요합니다.

권력이요? 권력은 자기 자신한테서 나오는 것이 아니라 신의 선물 같은 것이라고 생각하세요. 권력은 내가 갖는 것이 아니라 남이 인정해야 가능한 것이지요. 일종의 신의 계획이라고 생각해도 좋습니다. 나쁜 권력은 언제든 단죄가 되니까요. 이런 마음을 갖게 되면 나머지는 적당한 시점에 자연스럽게 정리됩니다.

## 내 안의 신성, 내 영혼을 찾는 길

 내 안의 신성은 곧 나의 참된 자아, 곧 내 영혼의 증거라고 할 수 있습니다. 인도 철학에서는 종종 Purusha라고도 하지요. 그러나 단순한 '증거'라고만은 할 수 없습니다. 일상에서 반복되어 나타난 습쮐을 자칫하면 영혼의 증거라고 믿으려는 경향도 있으니까요. 그 습으로부터도 자유로워져야 비로소 자신의 영혼을 찾을 수 있습니다. 상황이나 주변 환경이 바뀌면 습은 작동하지 않습니다. 자신의 영혼이 아니라는 단적인 증거지요.
 물론 어디로부터 해방이 된다는 것은 그리 간단한 일도 쉬운 일도 아닙니다.
 과거의 나, 익숙함에 안주하던 나와 결별한다는 것은 결코 쉬운 일이 아닙니다. 어쩌면 더 약해질 수도 있고, 확신이 줄어들 수도 있고, 때로는 혼란스럽기도 하고……. 저항감 같은 방해물이 더 많아질 수도 있습니다. 먹구름이 잔뜩 낄 수도 있습니다. 그러나 그 모든 과정이 평화롭고, 고요하고, 순수한 내 본성에 가까워지는 과정입니다. 따라서 그 과정에 이르는 길에 저항하거나 투쟁을 할 필요는 없습니다. 그냥 있는 그대로 받아들이면 됩니다.

그런 마음으로 요가를 수련하다 보면 자연스럽게 이 모든 과정을 다 받아들이게 되기도 합니다. 사람에 따라 조금 빨리 받아들이기도 하고 좀 늦어지기도 하지만 말입니다.

## 눈물의 의미

평화와 고요, 기쁨을 얻고 그것을 기억하며 간직하는 것은 항상 내 안의 신성이 함께 하기 때문입니다. 그런데 여러분이 평화를 얻었다고 생각하면서도 과거나 미래에 대한 생각이 기억이나 상상으로만 나타난다면 빨리 그 상황에서 벗어나 신성을 회복하기 위한 요가 수련을 다시 시작해야 합니다. 여러분의 궁극적인 목적은 진리를 추구하는 것이니까요. 그 힘든 과정에서 여러분이 흘리는 눈물은 나쁘지 않습니다. 눈물은 영혼과 정신에서 나오는 것이므로 도움이 되면 되지 절대로 방해가 되지는 않습니다. 용기를 갖고 도전하세요.

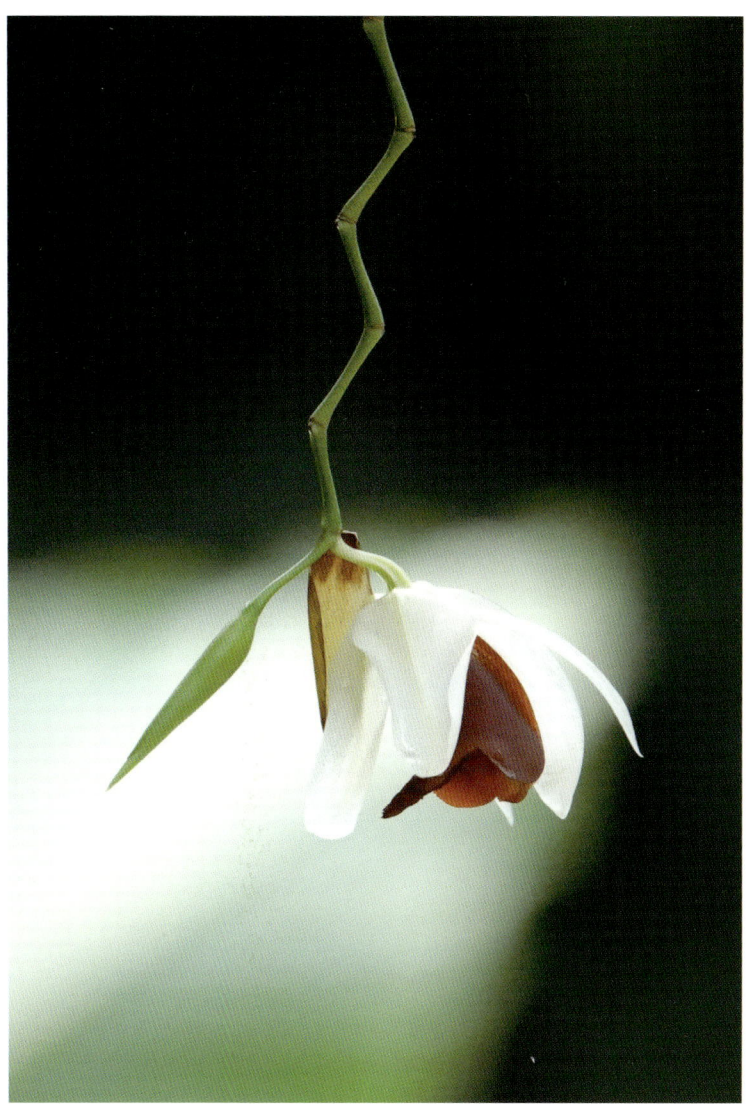

### 무지와 지적 능력은 같은 것

일상 생활에서 느끼는 끊임없는 불만은 요가에 그리 도움되지 않습니다.

긍정적인 내적 요구, 강한 의지, 끈기가 필요합니다. 육체적 훈련으로 정신적인 문제를 풀고자 한다면 그것은 요가의 본성에 맞지 않습니다. 지적 능력으로도 해결할 수 없습니다. 지적 능력은 사실 무지에 속합니다. 지적 능력이라고 해 봐야 겨우 외부로 드러나는 아주 얄팍한 지식일 뿐입니다. 불화와 싸우는 무지로는 절대로 빛과 통합, 조화, 행복과 같은 경지에 도달할 수 없습니다. 의식을 전환하지 않으면 지적 능력도 아무 소용이 없습니다.

## 신의 은총이 여러분과 함께

　내 안의 신성같은 내 본연의 모습은 요가를 잘 수련하면 끊임없이 현존하는 모습으로 우리 곁에 존재합니다. 신의 은총같은 것이지요. 사실 신의 은총은 요가를 성공적으로 이끄는 가장 필요한 요인이기도 합니다.
　일상 생활을 하면서도 자신의 내면 안으로 들어가는 훈련을 꾸준히 해야 합니다. 일종의 기도같은 행위지요. 수련 과정에 가장 필요한 것은 '신의 은총이 언제나 나와 함께 한다'라는 것을 잊지 않고 기억하는 일입니다. 그 바탕에는 고요한 마음을 유지하기 위해 모든 욕심과 집착을 버리는 자세가 있어야 합니다. 끈질긴 자기중심적 사고와 애착을 과감하게 끊어버려야 합니다. 굳이 무언가를 느끼려고도 하지 마세요. 아무 생각도 하지 마세요. 내 마음이 잦아드는 고요한 소리에만 귀를 기울이세요. 그러면 여러분은 빛과 평화, 은총이 여러분 내면의 영혼을 건드리는 소리를 들을 것이고, 그 순간 여러분은 비로소 영적인 삶에 발을 들여놓을 수 있게 되는 것입니다.

### 우리 안의 신성은 곧 모성

만일 여러분이 요가를 잘 하고 싶다면 그 대상이 무엇이든 애착은 금물입니다. 정신적 성숙이 인간의 욕심과 화합할 수는 없습니다. 비록 그 애착의 대상이 자식이든 부모든 과정과 결과는 마찬가지입니다. 요가를 할 때도 똑같습니다. 여러분의 생각, 느낌, 행동, 본성 등 모든 것을 집중해서 진실과 평화를 추구할 수 있어야 합니다. 함께 요가를 하며 수련하는 사람들과의 관계도 늘 진실을 추구하는 빛 속에서 이루어져야 합니다. 사실 신성은 모성과 동의어입니다. 모성도 초월적인 진실에 부합해야 하니까요. 모성은 인간적인 마음과 욕망에서 나오는 것이 결코 아니니까요. 정신적 존재란 스스로를 모성의 모습으로 헌신할 수 있는 존재를 말하는 것이고, 그것은 곧 진실 속에서 사는 길입니다.

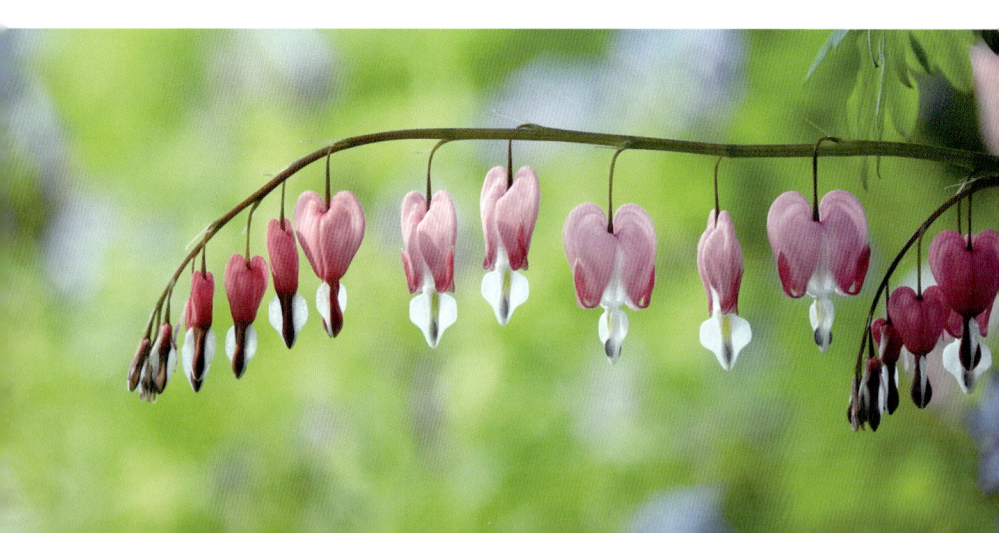

## 모성의 기적

　표피적이고도 육체적인 욕망에 좌우되는 삶은 결코 진실을 향해 마음을 열 수 없습니다. 그런 사람은 발전이 없고, 안주할 수도 없으며, 요가를 해도 자꾸만 반대 방향으로 나아가게 됩니다. 모성은 이런 모든 욕망과 겉치레로부터 벗어나 정신적으로만이 아니라 육체적으로도 인간의 본성으로 회귀할 수 있는 위대한 힘을 갖게 만들어 줍니다. 요가를 열심히 하면 더 이상 애착이나 욕망에 연연하지 않게 되고 어디서든 무엇이든 모성의 의지에 따라 결과를 얻게 될 것입니다. 언제나 이런 믿음 속에 산다면 여러분은 요가를 잘 할 수 있을 것입니다. 때로는 방해를 받는 날도 있겠지만 늘 열린 마음으로 희망을 갖고 요가를 한다면 놀라운 체험을 하게 될 것입니다.

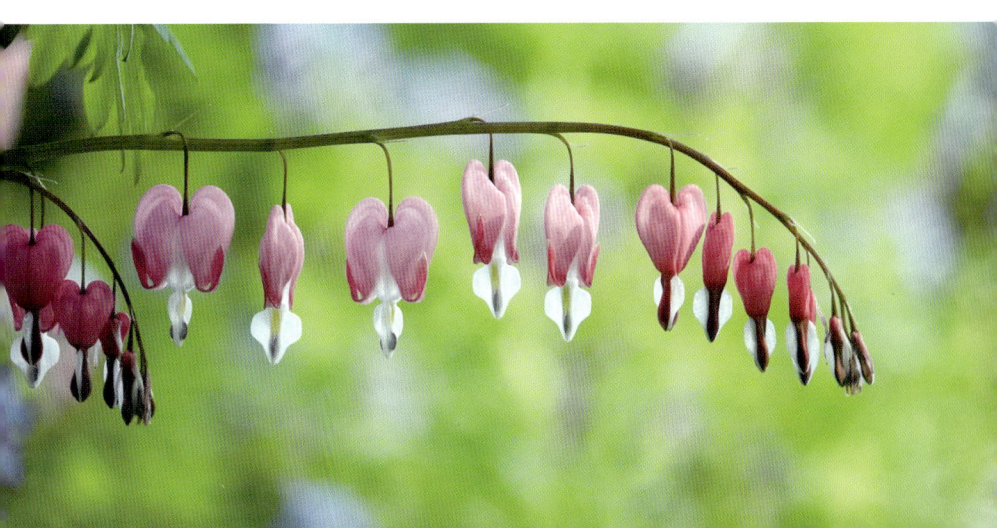

## 광기에 빠져서는 안 됩니다

그렇다고 광기에 빠져서는 안 됩니다. 비정상적일 정도로 몰두하면 오히려 길을 잃고 헤매게 됩니다. 인간의 뇌나 신경계가 비정상적인 욕구에서 나오는 힘을 견디지 못하기 때문입니다. 가장 안전한 방법은 그 길을 가 본 사람의 안내를 믿고 따라가는 것입니다. 아집에서 나오는 생각과 욕구, 공상 같은 것이 끼어들지 않게 해야 합니다. 그러나 그 안내자가 초보자이거나 협잡꾼, 사기꾼이어서는 안 되겠지요.

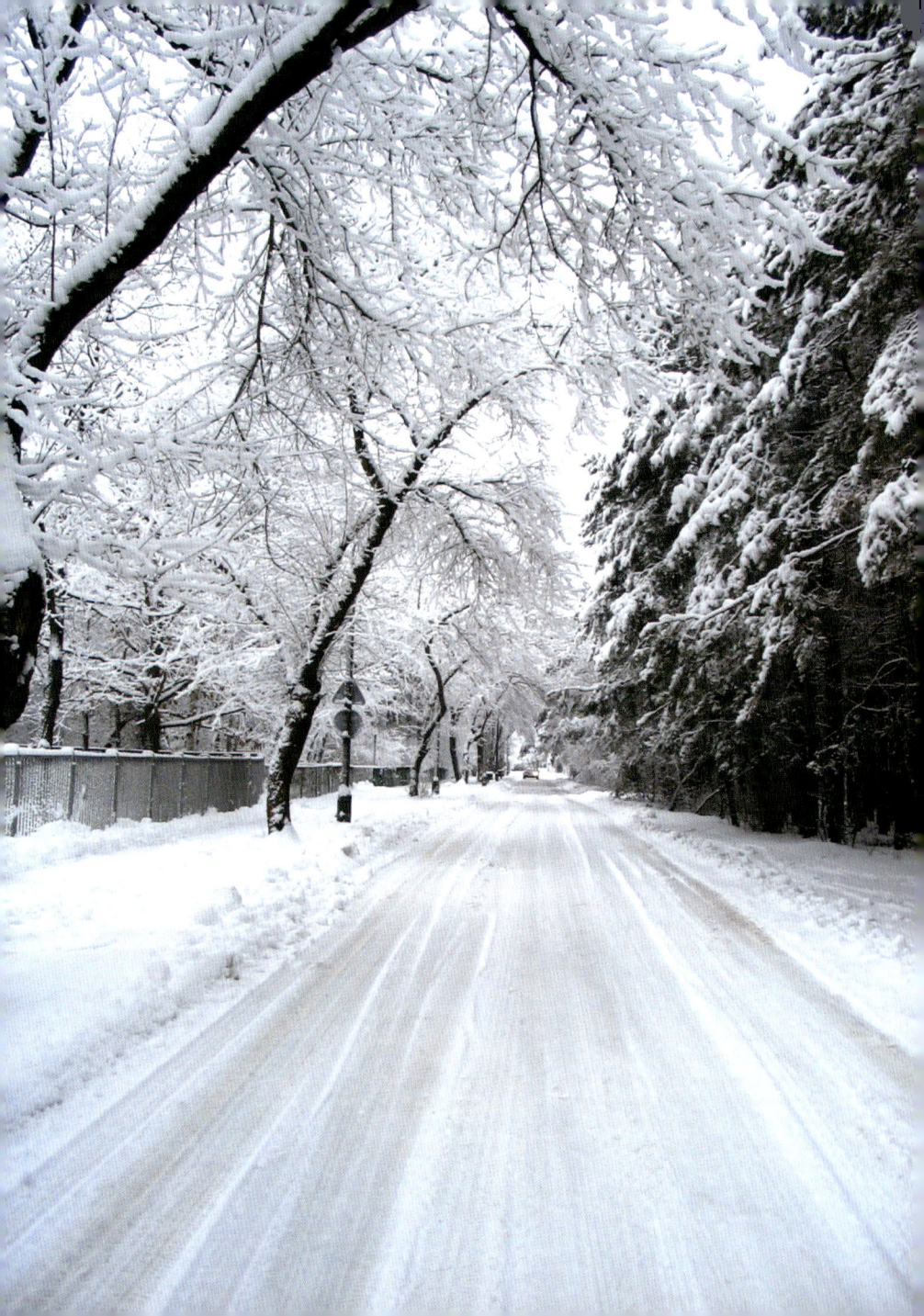

## 화는 내지 마세요

　초심과 의지, 믿음을 꿋꿋이 지켜나가세요. 여러분 내면에 존재하는 진실한 자아를 끊임없이 직시하십시오. 그러면 불순한 사람과 거짓된 모든 것은 서서히 사라질 것입니다. 때로는 속에서 올라오는 충동이나 내적 번민을 표출하고자 하는 욕망이 일기도 하고, 때로는 치밀어 오르는 화를 내야 그런 류의 잡념도 물리칠 수 있다는 생각이 들기도 할 것입니다. 그러나 아닙니다. 그렇지 않습니다. 화는 또 다른 화를 부르고 끝내는 화내는 것이 습관으로 굳어질 수 있습니다. 그게 습이지요. 결국에는 요가에서 점점 멀어지게 됩니다. 화를 가라앉히거나 없애버릴 수 있는 첫걸음은 행동으로든 말로든 어떤 표현도 하지 않는 것입니다. 외부로부터 오는 모든 자극은 진실된 자아를 찾으려는 요가 수련자의 의지를 약하게 만드는 요인입니다. 그 자극에 한 번 반응하게 되면 그 자극은 점점 더 큰 자극으로 여러분을 요가의 영역으로부터 바깥으로 자꾸 몰아낼 것입니다. 점점 더 요가와 멀어지면서 나의 정신적, 육체적 상태는 날로 나빠질 테고요. 그러니 아예 반응을 하지 마세요. '내게 화는 존재하지 않는다, 내 본연의 모습에는 화가 없다'라고 생각하며 그 화를 멀리 던져버리세요.

### 분노를 완전히 없애버릴 수 있을까?

　더 좋은 방법은 여러분 내면 깊숙이 존재하는 여러분의 모성과 그 빛, 그 힘과 소통하는 것이지요. 하지만 요가를 막 시작하는 수련자 입장에서는 그게 그리 쉬운 일은 아니겠지요.
　존재의 움직임을 지배하는 정신이 온전히 사라지고 침착한 평정심이 저급한 온갖 욕망을 누를 때 화는 사라집니다. 통제하고, 작게 만들고, 그리고 끝내는 없애버릴 때까지 그 분노가 밖으로 드러나지 않도록 잘 다스려야 합니다.

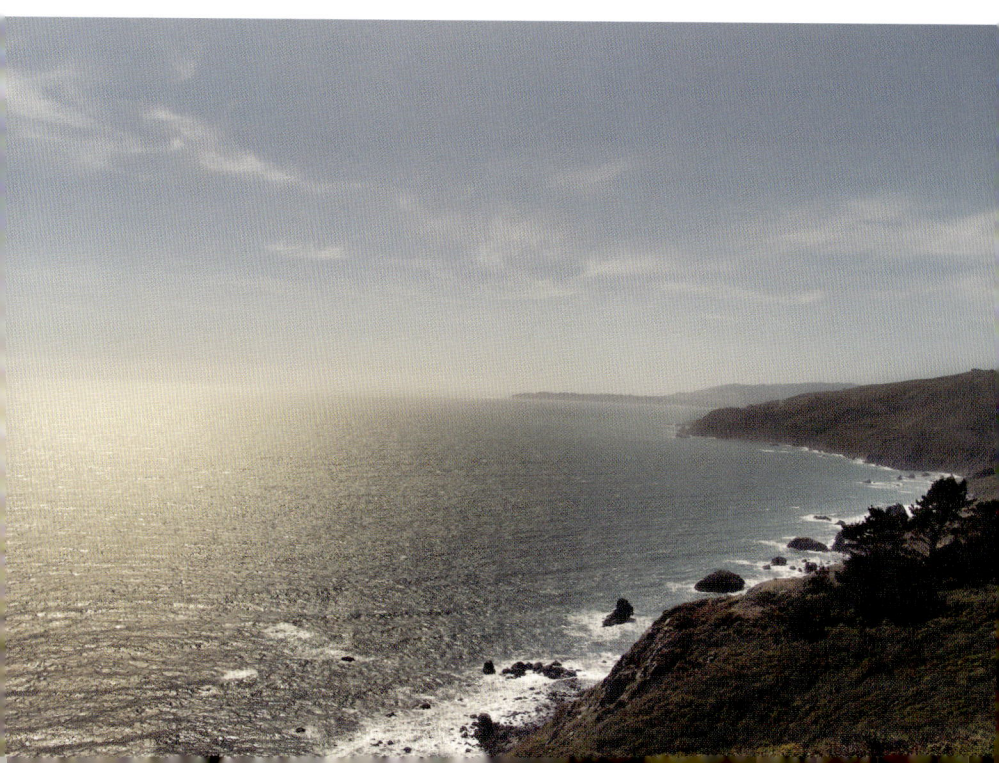

## 요가는 인간의 본성을 지배한다

요가는 인간의 본성을 지배하는 것이지 본성에 복종하는 것은 아닙니다. 늘 깨어 있어야 한다는 생각으로 끝없이 밀려오는 외부 자극에서 자유로워지고자 노력해보세요. 쉽지는 않겠지만 높은 곳에서 빛이 내려오듯이 모성에 의지하는 것도 좋은 방법입니다. 어린 아이가 엄마를 부를 때 엄마는 아무리 바빠도 아이에게 달려와서 아이의 문제를 해결해주려고 애쓰지요. 그 모성을 생각해보면 쉽게 이해가 될 겁니다. 그러면 용기를 되찾을 수도 있게 됩니다. 물론 말처럼 그렇게 쉬운 일도 아니고, 시간도 많이 걸릴 것입니다. 그러나 '구하라, 그러면 얻을 것'이라는 말처럼 꾸준히 연마하십시오. 노력한 만큼 반드시 얻을 것입니다. 믿어보세요.

## 무의식적 위선

　보통의 기독교인들은 이같은 논리를 이해하기 쉽지 않을 것입니다. 서구 사회에서 교육을 통해 지식을 연마하며 개인적 욕구를 사회적 관점에서 자제해 온 사람들에게 스스로의 깨달음을 강조하는 요가 사상이 매우 낯설게 느껴질 것입니다. 사실 인간의 본성이라는 관점에서 생각해 보면 진실한 믿음과 신앙, 비전을 언제 어디서나 생각하고 느끼고 그대로 행동한다는 것은 굉장히 어려운 일입니다. 영적인 삶을 최고로 여기는 인도에서도 가족 중에 누군가가 수도승이 되기 위해 가족을 떠난다고 하면 꼭 가야 하느냐, 왜 하필 네가 가야 하느냐, 울고 불며 슬퍼하는 것과 비슷할 것입니다. 가르침과 행동, 앎과 실천은 이렇게 다르지요. 가족 중에 누군가가 죽었을 때도 마찬가지입니다. 심지어 급사가 아니라 자연사를 했을 때도 그렇습니다. 기독교든 이슬람이든 죽음은 영원한 안식처로 신을 만나러 떠나는 길이라고 늘 노래하면서도 사랑하는 가족이 죽으면 더 슬퍼하는 것과 같은 거지요. 이것을 위선이라고 할 수도 있지만, 그러나 그것은 의식적인 위선이 아니라 무의식적인 위선입니다.

### 요가는 진지하게 해야

요가는 진지하게 해야 합니다.

오로지 진실과 내 안의 신성만을 생각하면서 의도적으로라도 진지해지려고 노력해야 합니다. 그러나 인간의 본성은 너무나 복잡해서 진지함을 유지한다는 것은 금욕주의나 경건함을 유지하는 것보다 훨씬 더 어려운 일입니다. 생각해 보면 종교 그 자체도 별로 진지하지 않습니다. 정신적인 존재로서 영적 갈망을 한다는 점에서는 같지만 정작 종교적 생활은 그다지 진지하지도, 경건하지도 않습니다. 타인과의 관계도 별로 도움이 안 됩니다. 때로는 자기 기만일 수도 있고, 자칫 감정적이거나 욕망을 부추길 수도 있습니다.

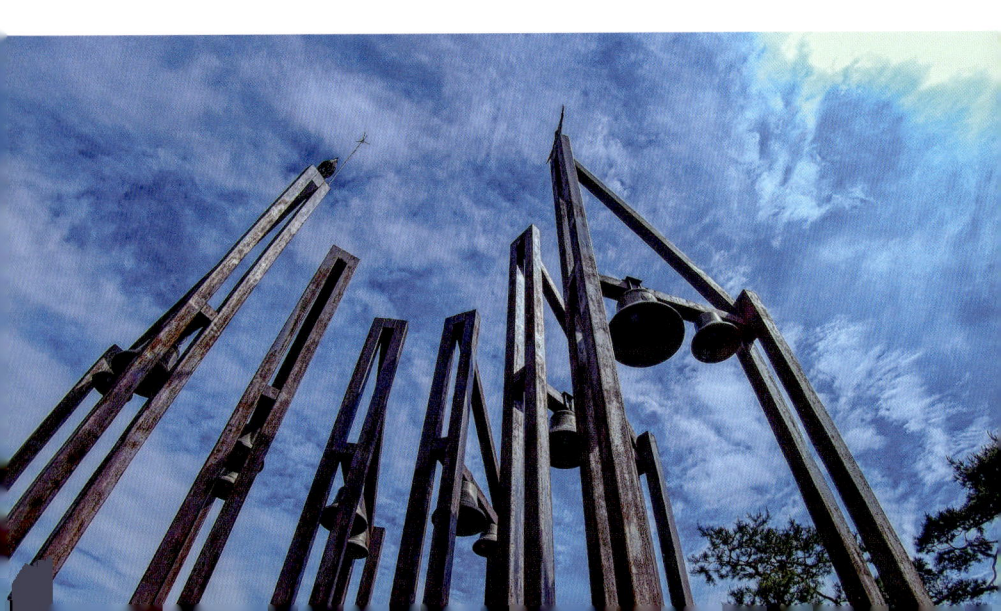

## 자신이 변하기를 바라세요?

스스로 변화를 원하세요?

그러면 일상 생활에서 부족하다고 느끼는 모든 결핍이라는 생각부터 걷어내야 합니다. 우리는 늘 내가 가진 것에 대해서는 감사하지 않으면서 내게 없는 것, 부족한 것만 강조하며 슬퍼합니다. 자신이 갖지 못한 것에 대해서도 감사해야 합니다. 그런 감사는 인간적으로 힘들지요. 어렵고요. 시간도 많이 걸립니다. 그러나 모든 일에 감사하고 만족한다는 생각을 꾸준히 하면서 모성에 기대어 갈구하다 보면 어느 순간 스스로 자신이 변해 있음을 느끼게 됩니다.

요가도 마찬가지입니다. 어느 누구도 요가를 완벽하게 해낼 수는 없습니다. 요가에 적합한 사람도 없습니다. 일상 생활 중에도 영적인 갈망을 늘 유지하면서 개인적인 욕망이나 이기적이고도 거짓된 허상을 좇지 않고 진지함을 추구한다면 혼자서도 요가를 잘 수련할 수 있습니다. 그것을 우리는 '성공'이라고 합니다.

### 집중하세요

그러나 이같은 수련을 하는 중에도 과거에 습관적으로 배어 있던 언행들이 반복적으로 드러날 것입니다. 때로는 그것을 정당화하는 자신을 발견하기도 하지요. 그럴 때는 과감하게 그런 생각들을 물리쳐야 합니다. 이미 내 안에서 습으로 굳어진 것들과 멀어질 수 있도록 정반대의 노력을 열심히 해야 진짜 내 안에 존재하는 진실한 생각, 진실한 비전을 이해하고 받아들일 수 있습니다. 그러려면 집중하세요. 머리 위에서 여러분에게 쏟아지는 빛과 권능의 도움을 받을 수 있도록 마음을 하나로 모으세요. 거짓과 어두움 같은 사詐 Tamas가 끼지 않도록 집중하세요. 잠시라도 한눈을 팔면 수련은 다시 원점으로 돌아갑니다. 실패하는 거지요. 진지하게, 지속적으로, 옳은 일을 행하듯이 끊임없이 요가를 수련해야 합니다. 사람마다 걸리는 시간은 다르겠지만, 결국 여러분은 성공할 것입니다.

## 요가에서의 스승과 제자

　스승과 제자는 사람이 살아가면서 맺게 되는 이러저러한 인연 중의 하나입니다. 그러나 요가라는 세상에는 굳이 스승이란 단어가 필요한 것은 아닙니다. 그냥 내 안에 있는 신성을 함께 찾아가는 동반 수련자라는 단어가 더 적합할 것입니다. 도반이라고들 하지요. 태양처럼 타오르는 빛을 함께 바라보며 영적 훈련을 함께 하는 벗 같은 동반자 말입니다. 이런 동반자는 일상생활에서 스승과 제자라는 단어로는 결코 설명할 수 없는 정신적인 관계입니다. 그럼에도 불구하고 때로는 스승이 필요하기도 합니다. 요가 수련자가 자신의 신성을 찾아가는 길목을 인위적으로 제한하거나 방해하지 않는다면 말입니다. 그러나 그 또한 쉬운 일이 아니니, 스승은 필요하면서도 필요하지 않은 존재입니다.

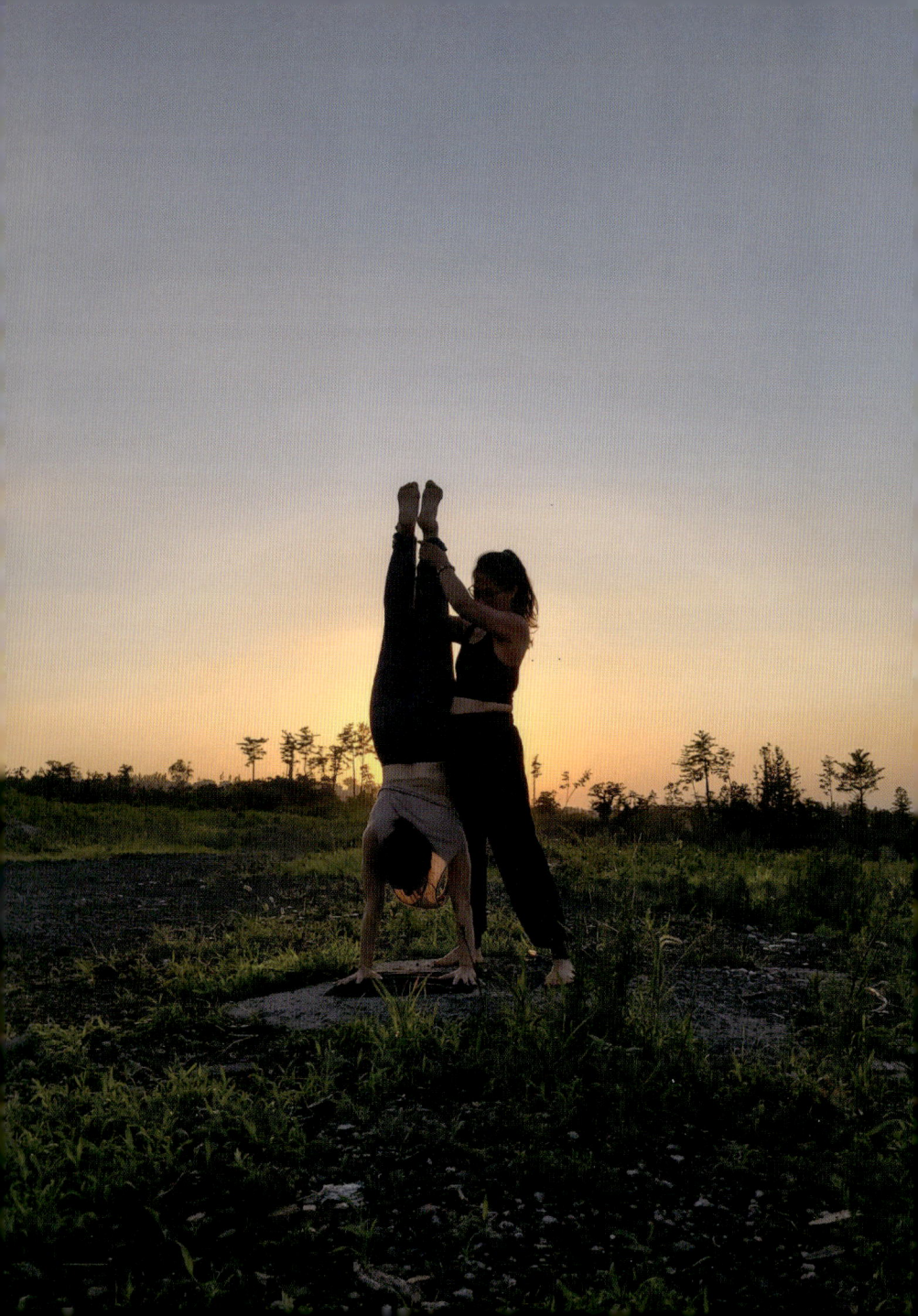

## 생활 속의 요가

　외형적으로 보기에 요가에 적합한 사람이 있습니다. 어쩌면 무언가에 끌려서 요가를 하게 되는 경우도 있지만, 요가를 하려는 사람들은 정말 다양한 목적과 이유, 과정을 거쳐서 시작하게 됩니다. 중간에 그만두었다가 다시 시작하는 사람도 많고요. 요가를 하게 된 이유가 무엇이든 일단 요가를 하는 사람은 대부분 불확실성에서 벗어나 영원한 확신의 길로 들어가기를 원합니다. 어떤 이들은 꿈이나 잠, 목마름, 배고픔 등을 극복하려고 요가를 택하기도 합니다. 요가를 하는 목적이 이렇게 다 다르지요.
　그러나 제가 설명하며 권하는 요가는 이 세상을 살아가면서 아무 것도 하지 않고, 피부로 느껴지는 감각도 완전히 억제하며 수련만 하는 그런 요가가 아닙니다. 제가 권하는 요가는 여러분의 일상적인 삶이 여러분이 믿는 신의 권능과 축복 속에서 빛날 수 있도록 요가를 하는 과정을 통해 여러분 스스로가 변화할 수 있게 도와주는 요가입니다. 그래서 제가 말하는 요가는 세상을 등지는 금욕적인 요가가 절대 아닙니다. 우리가 살아가는 세상과의 관계를 그대로 유지하면서 자기 안에 존재하는 신성을 찾아가는 요가, 즉 삶 속의 요가를 말하는 것입니다.

### 명상도 요가의 한 부분

　명상을 하면서 기도하고 집중하고 열망하는 것은 아주 자연스러운 현상입니다. 특히 명상을 하면서 의심하거나 초조해하며 낙담하지 않는다면 좀 더 빨리 깊은 명상을 할 수 있습니다. 마음을 열고 스스로 평온해져야 합니다. 마치 어둠을 뚫고 해가 떠오르듯이 진실을 향한 조용한 마음, 진실을 찾을 수 있다는 믿음과 확신을 하나로 모으면 명상이 잘 될 것입니다.
　남들 눈에 태평해 보이는 것, 무심해 보이는 것도 상당히 중요합니다. 유쾌함이 경박함이나 부주의함과 다르듯이 깊고 섬세한 흥겨움은 요가를 하는 사람들에게 반드시 필요한 인품의 한 요소입니다.

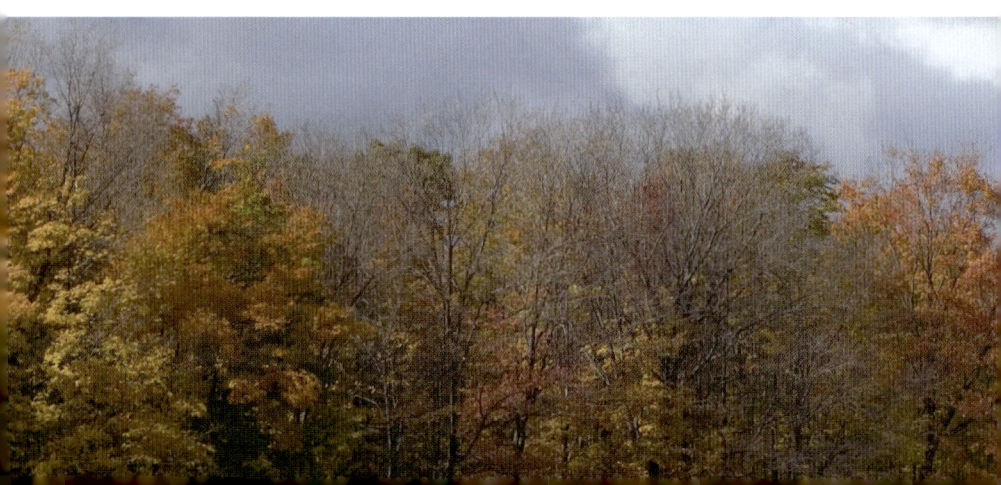

## 기쁨과 슬픔, 희망과 절망을 하나로

어려움에 직면했을 때조차 평온할 수 있다면, 그 사람은 요가를 가르칠 수도 있고 스스로 연마할 수도 있습니다. 인생사에서 기쁨과 즐거움, 그 너머에는 슬픔과 절망, 우울과 비극이 반드시 도사리고 있습니다. 동전의 앞뒷면이라고 할 수 있겠지요. 외형적인 기쁨은 표면적인 슬픔과 같다는 말씀입니다. 이런 감정들은 사실 우리네 인생사에 감춰진 빛과 그림자들입니다. 따라서 기쁨과 슬픔, 희망과 절망을 내 안에서 녹여내야 합니다. 인간적으로는 마주하기 힘든 다양한 감정을 하나로 용해해 나 스스로 균형을 잡는 일을 우리는 평정이라고 하지요. 우리는 요가를 통해 그런 평정을 조금 더 효과적으로 일궈낼 수 있습니다. 누구라도 조금만 노력하면 평정을 찾을 수 있는 것, 그것이 바로 요가의 한 단면입니다.

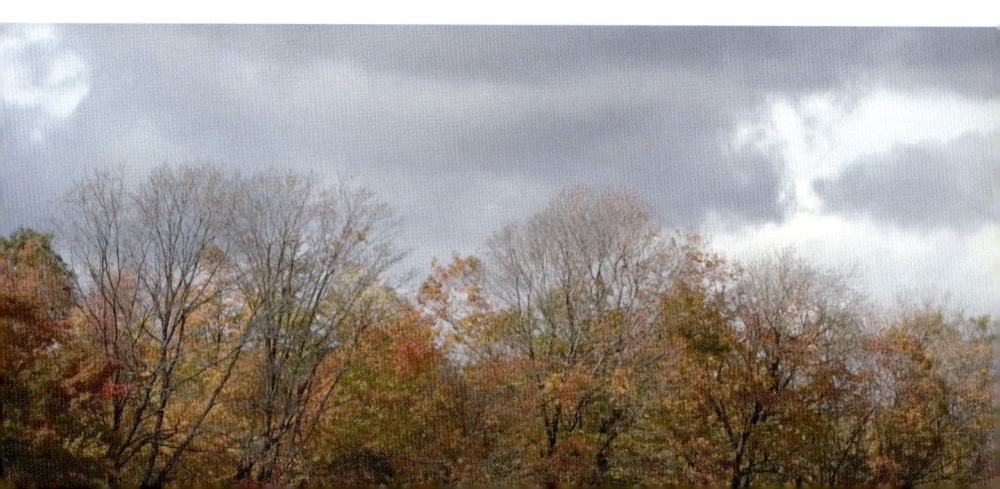

### 요가는 동작이 아니라 정신이다

보통 사람도 얼마든지 자신의 의식을 한 단계 높은 곳으로 올려놓을 수 있습니다. 그 누구라도 할 수 있는 일입니다. 물론 아주 허접한 생각으로 잘못인 줄 알면서도 굳이 고치려 하지 않는 마음가짐으로는 절대로 할 수 없는 일이지만 다음 몇 가지만 주의하면 누구라도 자신의 감정을 쉽게 자제할 수 있습니다.

첫째, 나도 고결한 의식을 향유할 수 있고 그렇게 변할 수 있다는 의지를 가져야 합니다. 스스로 확신을 갖고 자기 마음의 문을 두드리라는 말입니다.

둘째, 내 안에 저급한 욕망과 의식이 도사리고 있음을 인정해야 합니다. 그 저급한 욕망과 의식이 수련을 통해 없어지는 것은 아닙니다. 단지 그 저급한 욕망과 의식들이 내 안에서 머리를 쳐들지 않도록 고결한 의식의 힘으로 그것들을 변화시키는 것이 요가입니다.

셋째, 요가를 할 때만 그런 자세를 갖고 요가가 끝나서 일상생활로 돌아갔을 때는 여전히 예전의 그 저급한 마음가짐과 생각으로 산다면 여러분은 영원히 시지프스의 삶처럼 계속 그 자리에서 맴도는 삶을 살게 될 것입니다. 아무리 시간이 흐르고,

아무리 요가를 오래 해도 여러분은 변하지 않을 것입니다. 몸동작은 분명히 요가를 하고 있지만 정신적으로나 영적으로 여러분은 절대 변하지 않을 테니까요. 여러분이 요가복을 입고 요가를 하든 일상복을 입고 일상 생활을 하든 고결한 의식을 갖고 살아야 한다는 마음가짐이 가장 중요한 것입니다. 요가는 동작이 아니라 마음이고 정신입니다. 마음 챙김이라는 말도 그래서 생겨난 단어입니다.

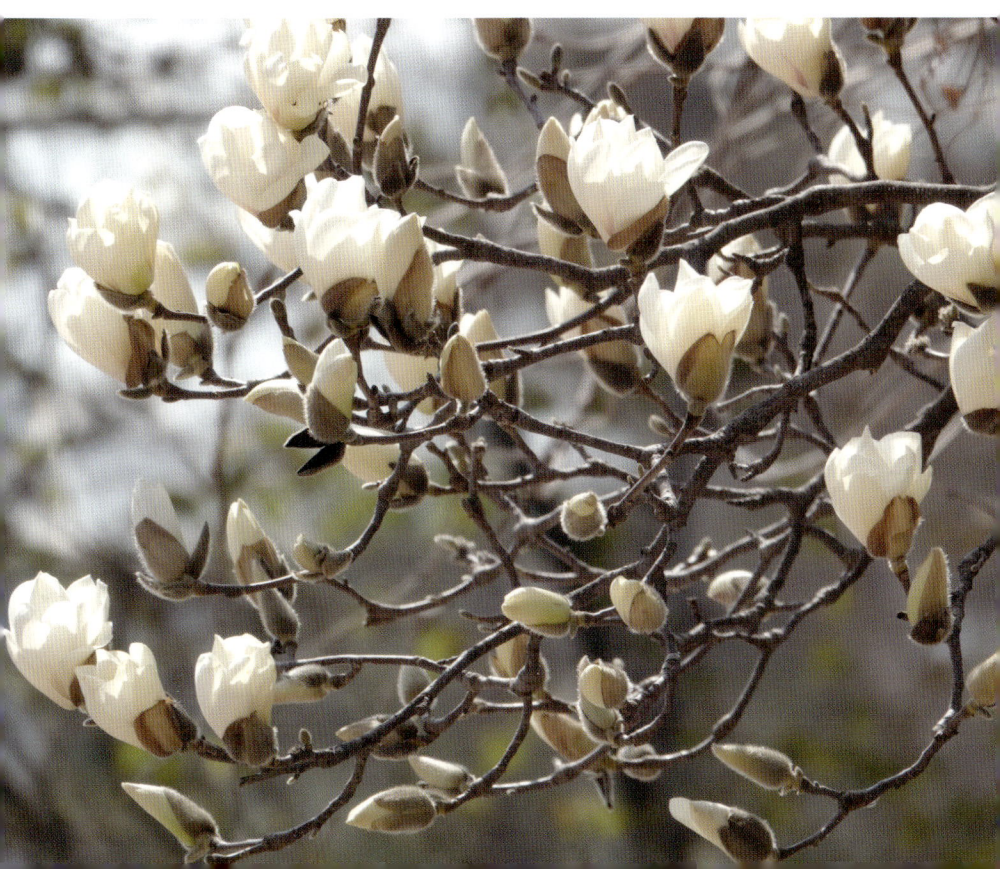

### 두려움과 불행감은 버려야

요가를 하면서 두려움을 갖거나 불행하다는 생각을 하는 것은 금물입니다. 그런 생각으로는 한 발자국도 앞으로 나아갈 수 없습니다. 두려움은 늘 도전과 또 다른 두려움을 동반합니다. 불행하다고 스스로 생각하는 것도 똑같습니다. 불행은 또 다른 불행을 초래하며 견고했던 당신의 마음을 차츰차츰 허물어버립니다, 시나브로. 나도 모르는 사이에 모래처럼 허물어져버립니다.

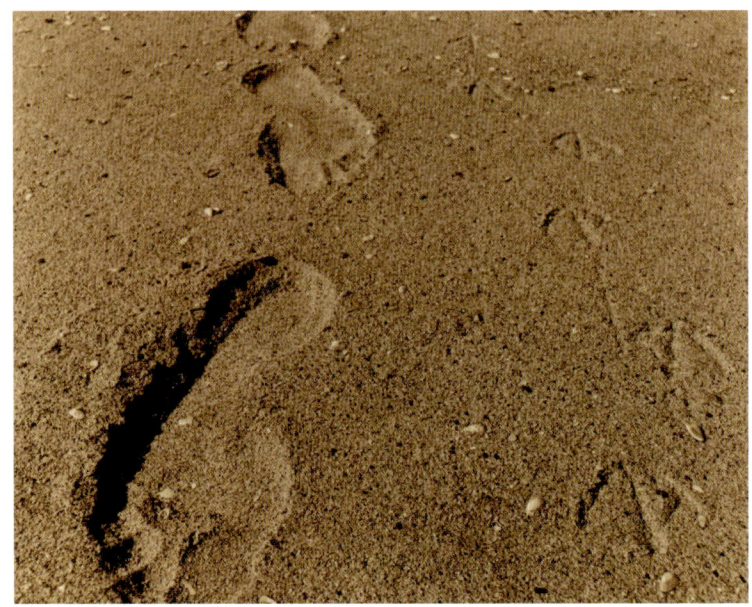

## 인간은 본래 행복한 존재

 사람은 조용하면서도 얼마든지 행복하고 즐거울 수 있습니다. 누구나 행복할 권리가 있습니다. 그것은 신이 우리를 창조한 이유이기도 합니다. 노는 인간, 유머를 구사하는 존재, 그런 표현들이 의미하는 것은 기본적으로 인간은 처음부터 행복하게 디자인된 존재라는 뜻입니다. 누구나 사랑받기 위해 이 세상에 태어난 것처럼, 인간은 원래 행복하도록 의도된 존재입니다.
 그러니 불행을 느꼈던 그 시절, 좌절을 느꼈던 그 상황이라는 그물망에 갇혀 스스로 머무르는 일은 없어야 합니다. 그러려면 자신을 스스로 돌아보고 자신을 관찰하면서 어두웠던 감정, 혼란스러웠던 경험을 내 안에서 스스로 건져 올리는 일은 하지 말아야 합니다. 그것이 자기 절제, 자신의 감정과 의식을 스스로 통제하는 자율의 시작입니다.

**사랑과 헌신의 힘이 인간의 존엄성을 키워**

　항상 밝고 옳은 것을 선택하고 그것을 유지하고자 노력하는 힘은 곧 자기 통제의 시작이라고 할 수 있습니다. 자기 통제 즉 자율이 자유로워지면 이 세상을 사랑하고 헌신할 수 있는 내적인 힘이 자라납니다. 사랑과 헌신은 이기적인 욕망과 섞일 수 없는 한 단계 높은 의식입니다. 그 어떤 것도 사랑과 헌신보다 더 큰 힘을 가질 수는 없습니다.

　놀랍게도 사랑과 헌신은 여러분을 존엄한 존재로 변화시키는 동시에 더 큰 자유의 세계, 해방, 해탈의 경지로 여러분을 인도할 것입니다. 그때까지 끊임없이 자신을 돌아보고 자신을 절제하며 자신의 의식 세계를 스스로 다스려야 합니다. 그러지 않으면 어느 순간 다시 어두움의 세력이 그 틈새를 비집고 들어서려 할 것입니다. 하지만 여러분이 진정한 자유의 세계로 들어서게 되면 여러분은 말 그대로 '스승'이 되는 것입니다.

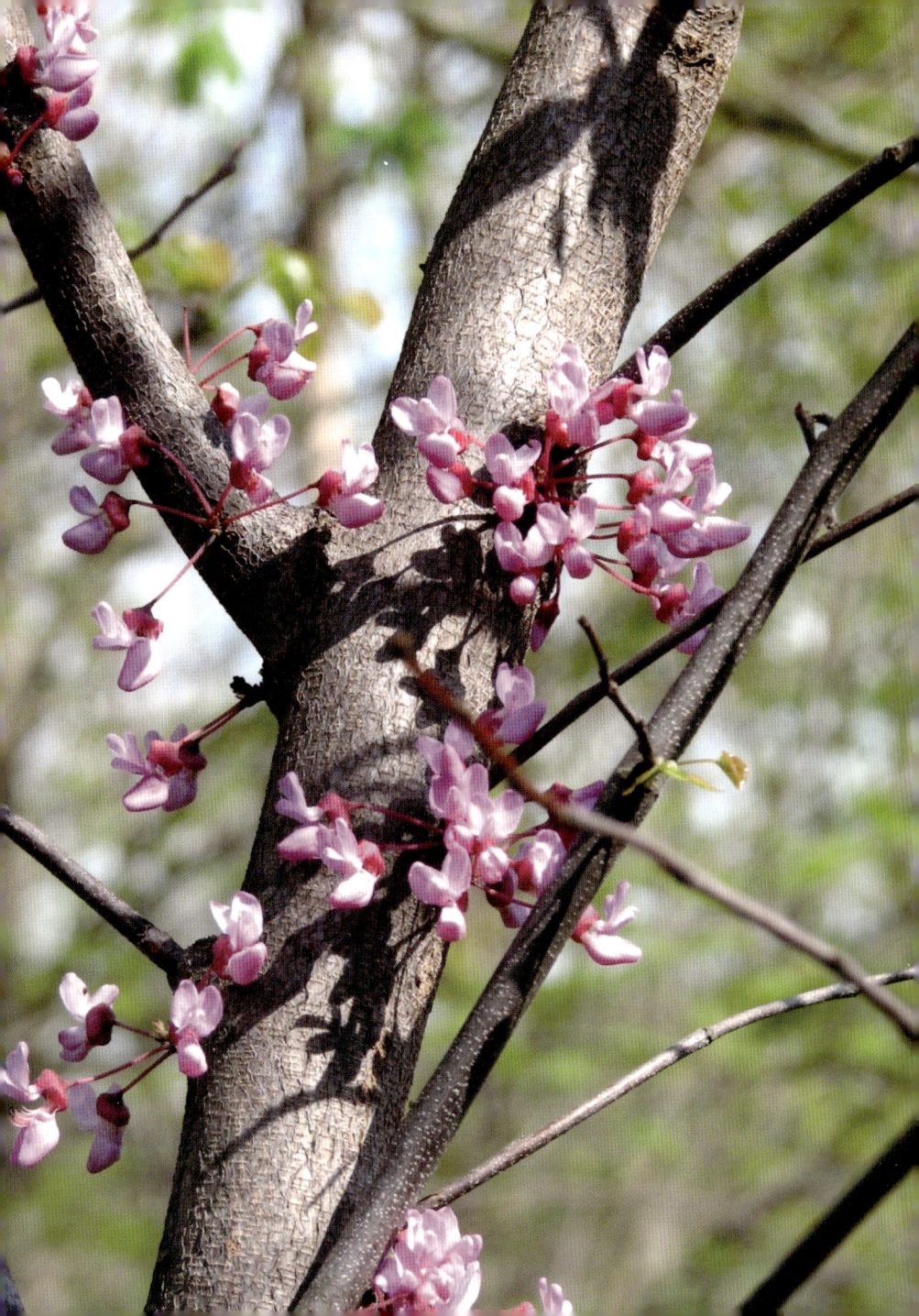

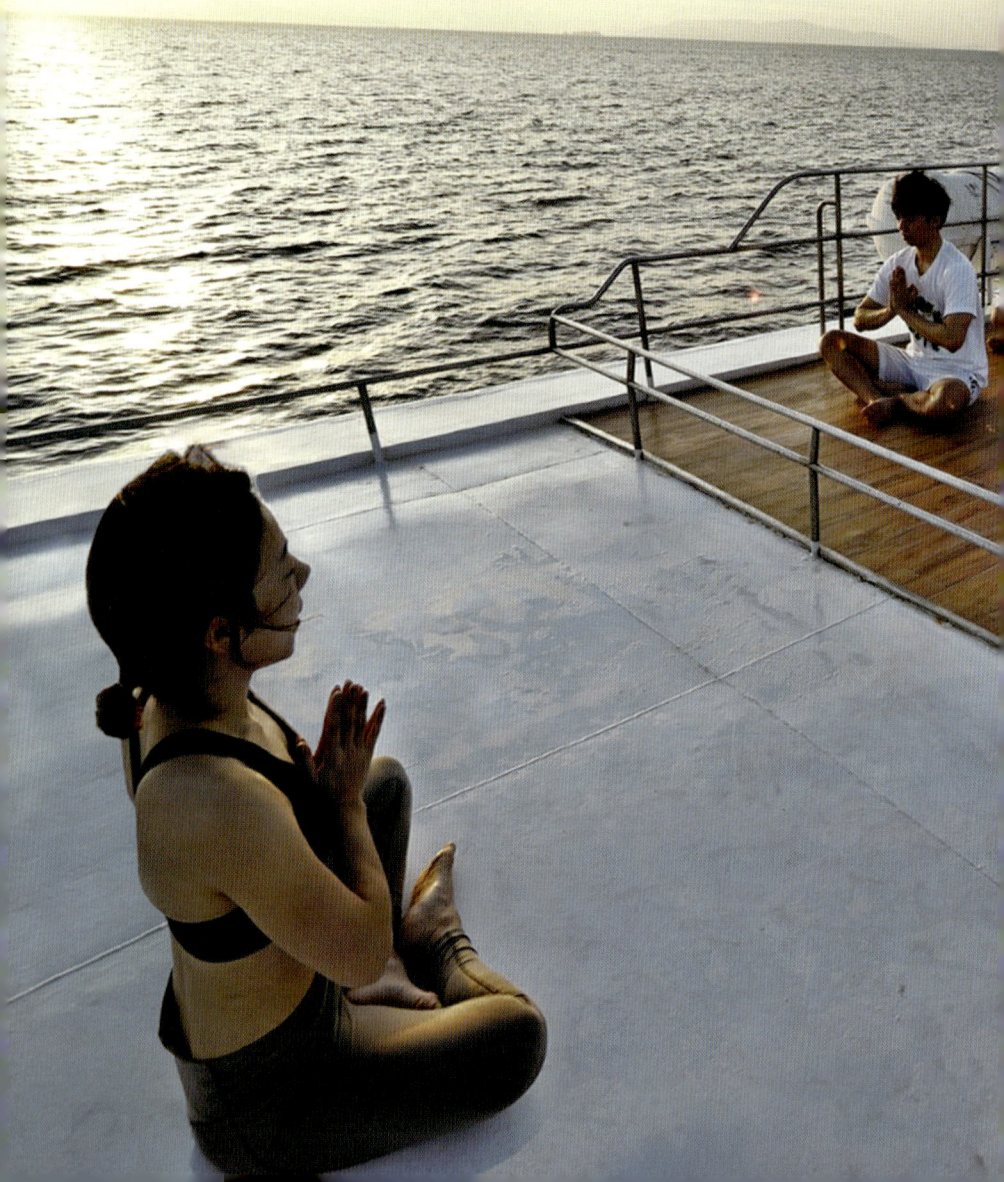

# 요가의 기본

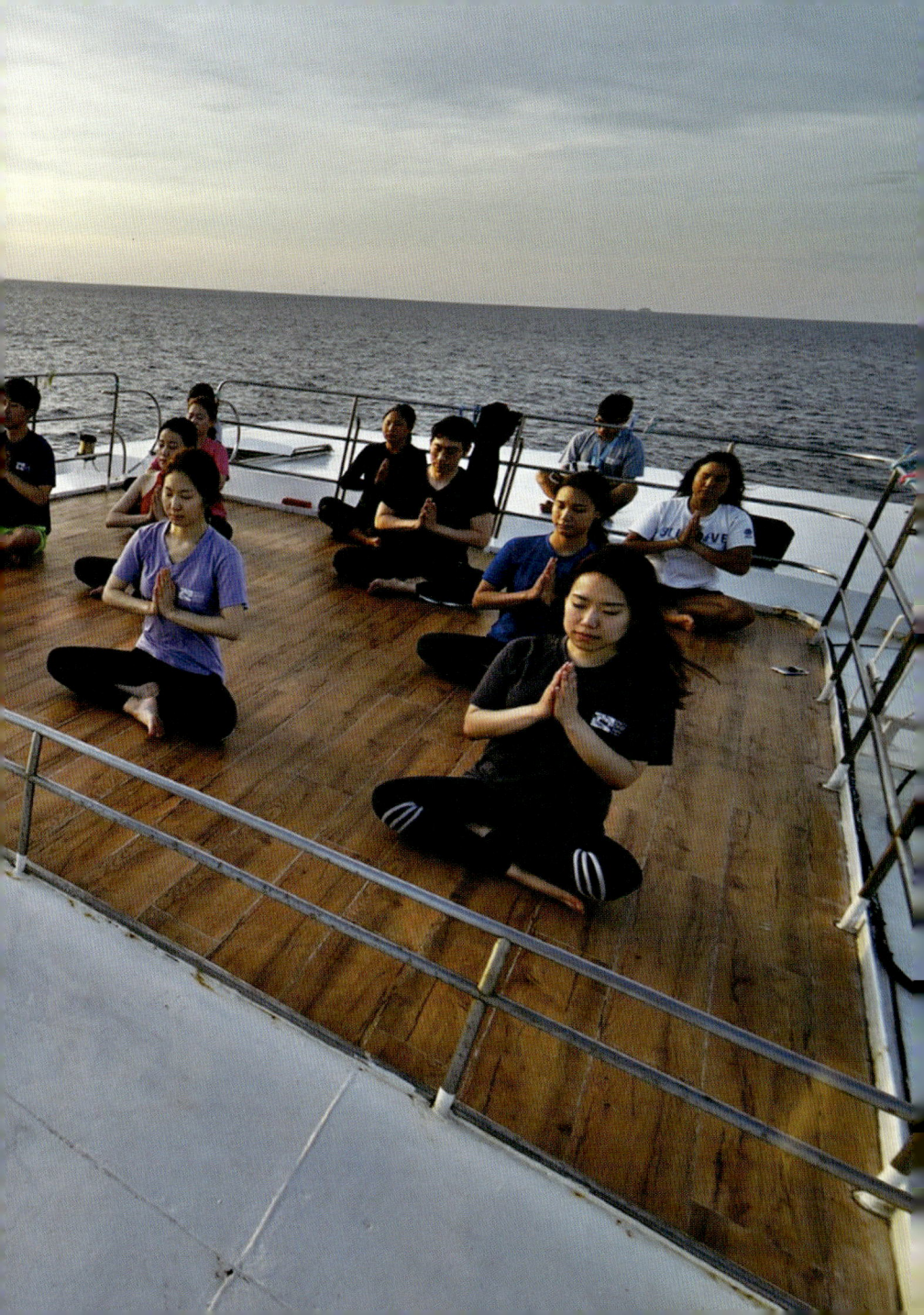

요가는 하루아침에 되는 것이 아닙니다. 수시로 저 아래에서 인간의 저급한 욕망이 스멀스멀 올라오고, 내 마음이 내 마음대로 안 되고 몸이든 정신이든 제각각 따로 놀 때가 비일비재할 것입니다. 내 몸 안에 내 마음과 영혼, 신성이 함께 있지만 내 의식이 그것들을 통제한다는 것은 참으로 힘든 일입니다. 바로 이 부분이 인간도 동물임을 입증해 주는 것이지요. 옛날 방식의 요가 수련은 정신적, 영적으로 변화하는 부분이 있으면 그것으로 만족했습니다. 지금도 거의 비슷합니다. 완벽한 변화라는 것은 없으니까요. 그냥 여러분이 고요한 상태로 그 어떤 것에도 방해받지 않고 있을 수 있다면 좀 더 강한 힘이 육체의 어두운 욕망을 변화시키도록 그냥 가만히 맡겨두면 됩니다.

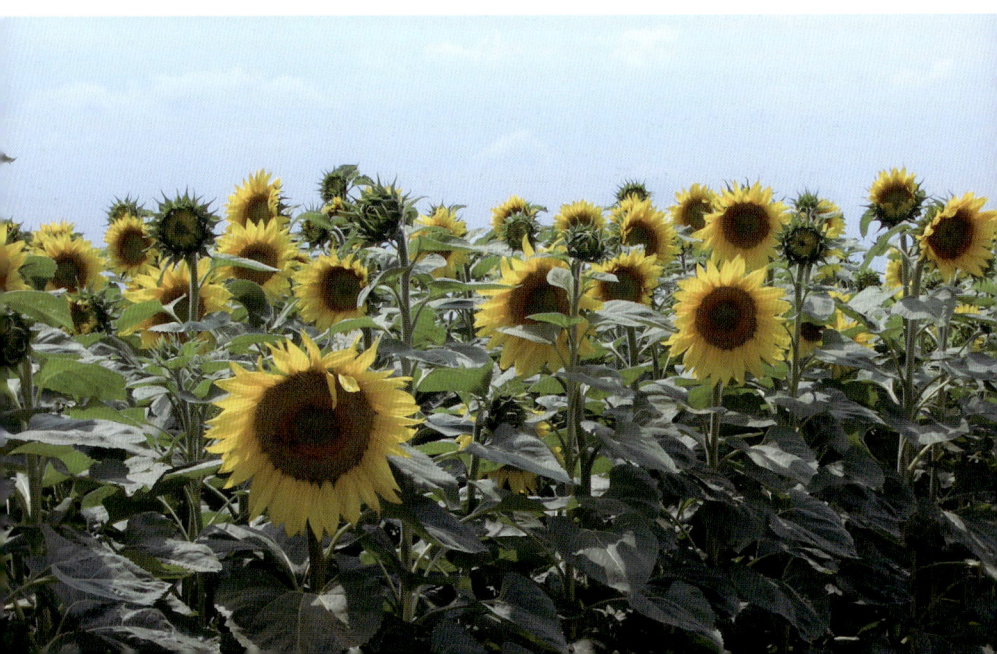

## 내 몸의 우주적 요소

그렇게 요가를 오래 하다 보면 어느 순간 나 스스로 우주에 대한 인식을 하게 되고, 내 몸이 우주 그 자체가 되기도 하고, 다른 존재들도 우주 안에 같이 있으면서 동시에 하나가 되는 것 같은 황홀한 감정을 느끼게 될 것입니다. 그 이유는 단 하나, 모든 것이 혼연일체가 되기 때문입니다. 인간의 본성도 사실은 우주적 힘에서 나옵니다. 몸도 마음도 생명도 모두 우주적 힘에서 비롯된 것이니까요.

우주는 세 가지로 실현됩니다.
첫째, 내 안의 신성이라는 신적 요인을 가진 정신적, 의식적 존재
둘째, 커다란 하나의 질서로서의 우주적 존재
셋째, 나는 개인인 동시에 우주와 같은 초인적 존재

## 요가의 궁극은 자발적인 자기 희생

앞에서도 언급했듯이 인간의 욕망이라는 낮은 단계의 본성에서 벗어나 높은 단계의 의식을 갖기 위해서는 많은 시간 요가를 해야 합니다. 그렇게 요가를 통해 욕망을 이겨내면 자발적인 자기 희생을 할 수 있을 정도가 되지요. 신의 사랑을 온전히 받아들이며 그 사랑을 실현하는 구도자의 단계가 되는 것입니다. 내 안의 모든 의식에 집중해 묵상하면서 수련의 궁극적 목표라고 할 수 있는 자기 헌신과 자기 희생을 기꺼이 할 수 있는 상태가 바로 구도자의 모습이자 자세입니다. 고요하되 의식은 맑게 깨어 있어 그 어떤 것에도 방해받지 않는 상태에 구도자가 머무는 것입니다.

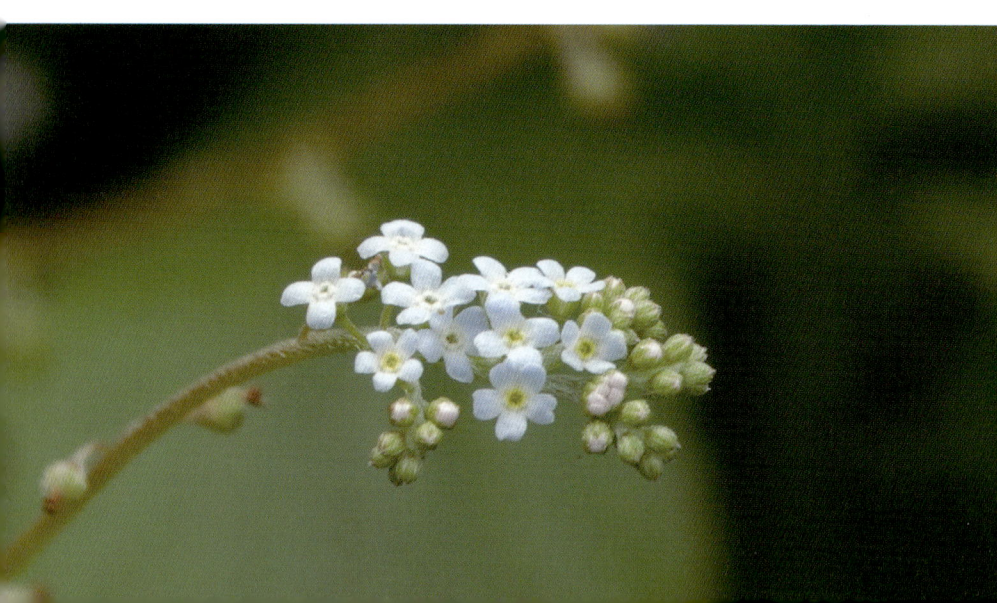

## 육체로부터 벗어나세요

　신성을 회복하기 위해 노력하는 과정에는 반드시 그 변화에 저항하는 방어 기재가 작동하게 됩니다. 당연히 어려움에 처하게 되지요. 하지만 이겨내야 합니다. 이 어려움을 극복하기 위해서는 첫째, 육체로부터 벗어나야 합니다. 마치 내가 타인인 것처럼 그 과정을 지켜본다고 생각하세요. '아, 지금 저항하고자 하는 충동이 일어나는구나. 아, 그걸 이겨내려고 노력하는구나'라는 마음으로 제3자나, 관찰자처럼 자기 자신을 그냥 지켜보세요. 그러면 어느 순간 이겨낼 것입니다. 마음 챙김과 유사하지요. 둘째, 그래도 안 된다면 그때는 여러분의 정신력을 사용하세요. 동의하든 거절하든 너무 고통스럽게 투쟁하지 마시고 조용히, 차분하면서도 침착하게 내 의사와 의지를 표현하세요. 그러면 서서히 변화가 찾아올 것입니다. 셋째, 당신 안에 또는 당신 위에 신이 존재한다는 것을 알게 되면 기도하십시오. 예수님이든 부처님이든 그분께 기도하세요. 빛과 힘을 갖게 해 달라고.

### 요가의 창조적인 힘

　마침내 모든 어려움이 사라지고 여러분 안에 존재하는 신성에 대한 열망이 진실하면 할수록 여러분은 스스로 정신적 존재로 다시 깨어나게 될 것입니다. 온갖 욕망 덩어리로 점철된 육체가 정신적 존재로 변화하는 순간입니다. 그때부터는 온갖 고통도 소멸합니다. 어떤 어려움도 다 없어질 것입니다. 요가를 할 때 느꼈던 육체적 힘도 요가의 생명력으로 다가올 것입니다. 물리적 힘이 아니라 권능으로서의 힘을 느끼게 될 것입니다. 한 번도 경험해 본 적이 없는 요가의 창조적인 힘을 비로소 느끼게 되는 순간입니다.

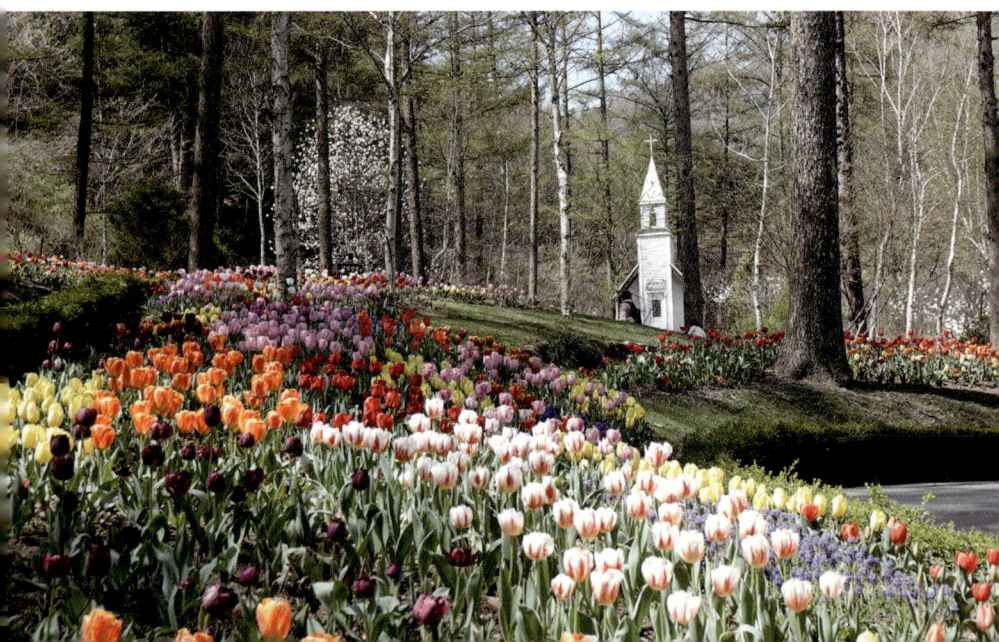

## 욕망과 습관의 집요함

  그러나 처음 이런 감정을 경험하게 되면 많은 경우 자아를 굉장히 과장되게 인식하는 사람들이 있습니다. 자신이 무지하게 강하고 아무도 저항할 수 없는 빛나는 존재가 되었다고 착각하는 거지요. 이럴 경우에는 가능한 한 빨리 그 과장된 자아를 제거해야 합니다. 그 부풀려진 자아 때문에 당신은 똑바로 설 수도 없고 어떤 것도 할 수 없게 됩니다. 순수함을 유지해야 그 과장된 자아로부터 벗어날 수 있습니다. 정신력으로 다스려야지요. 욕망은 이렇게 집요하고, 습으로 굳어진 저급한 의식의 저항 또한 이렇게 집요한 것입니다. 이기심을 버리지 않고 계속 갖고 있으려는 일종의 경향성이라고 할 수 있지요. 비판적 의식 없이 잡다한 상상의 늪에 빠져 헤매거나 분별력 없이 이런저런 것들을 무턱대고 받아들인다면 더 이상 요가 수련은 불가능합니다.

### 내 안의 이중적 의식

모든 일에는 에너지가 필요합니다. 평화와 접촉이 증대하면 이중적인 의식도 점점 발전할 수 있습니다. 이중적 의식이란 한편에서는 일을 하면서 또 다른 한편에서는 조용히 자기 안에 내재된 신성을 관찰하고 직시하는 것을 말합니다. 요가를 잘 하면 이 두 가지가 동시에 가능해집니다. 수련을 하면 외적 의식이 비록 일을 하고 있더라도 내면에서는 자신을 돌아보며 만날 수 있는 이중 의식의 활동이 얼마든지 가능해진다는 말씀입니다.

### 정신적 능력도 확장되나요?

물론입니다. 개인적인 의식에서 벗어나 보편적이고도 우주적인 의식으로 확장해 나가기 시작하면 정신력도 확장됩니다. 그러나 정신적 능력은 개인적인 의식 속에서 더 활발할 수도 있습니다.

### 베일은 어떻게 벗나요?

요가를 꾸준히 하면 됩니다. 특별한 집중력과 노력이 필요하기는 하지만 꾸준히 하면 됩니다. 개인적 의식과 보편적 의식 즉 우주적 의식 사이에 있는 베일이나 스크린을 벗기 전에 정신력이 인지하고 활동한다면 더 좋겠지요. 내적 본질 자체가 확장되는 것이고, 중간 영역에서 겪게 될 어려움이나 위험성도 줄일 수 있으니까요.

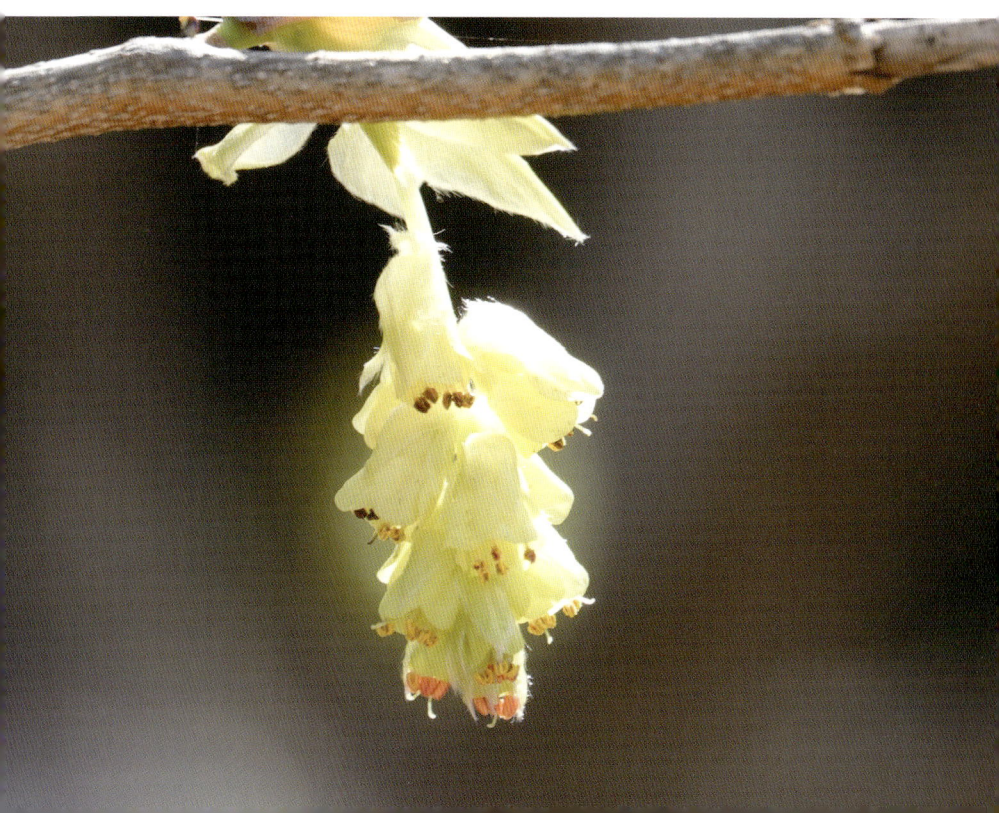

### 착각의 우려

그렇다고 보편적 의식이 곧 신성이라고 할 수는 없습니다. 자신이 보편적 의식을 갖고 있다고 주장하는 사람들이 흔히 저지르는 착각일 뿐입니다. 힘이 우주적일 수는 있지만 그 힘이 나쁜 힘, 잘못된 힘일 수도 있습니다. 많은 사람은 자신이 보편적인 의식을 갖고 있어서 인간적 욕망으로부터 자유롭고 인간적인 의식보다 더 큰 힘 또는 그와 유사한 어떤 것에 복종하고 있다고 생각하기도 합니다. 그러나 그 힘 또는 그와 유사하게 느껴지는 그 어떤 것은 신성이 아니라 단지 자기 안에 내재되어 있는 욕망에 사로잡혀 있는 것뿐입니다. 한 마디로 착각하고 있는 거지요.

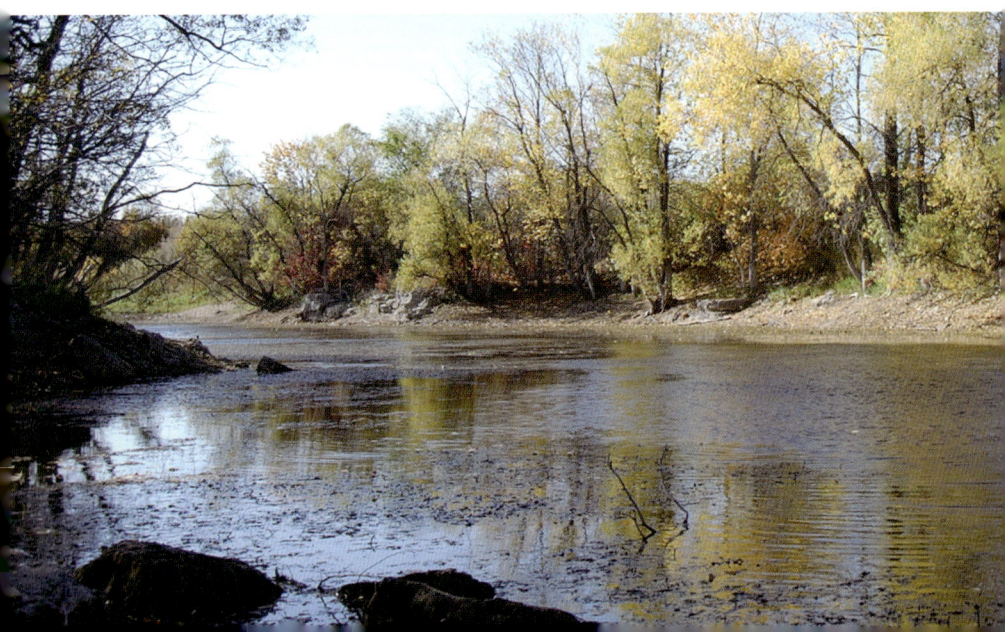

## 높은 힘과 저급한 힘

수련을 하면서 좀 더 높은 힘을 갖게 되어도 수련을 게을리하거나 허황된 마음을 가지면 다시 저급한 힘에 휘둘려 뒤틀리게 됩니다. 다시 혼탁해지는 거지요. 반은 맞고 반은 틀리고 때로는 혼란스럽고……. 힘이 약해지는 겁니다. 이렇게 약해진 힘이 더 아래 단계로 내려가도 본인은 자신이 아직도 높은 힘을 갖고 있다고 자만하는 경향까지 보이게 됩니다. 심한 경우에는 인간의 마음을 뛰어넘는 초월적인 진리 Overmind truth를 터득했다고 확신하기도 합니다. 효과도 없는 힘이고, 실체도 없는데 말입니다.

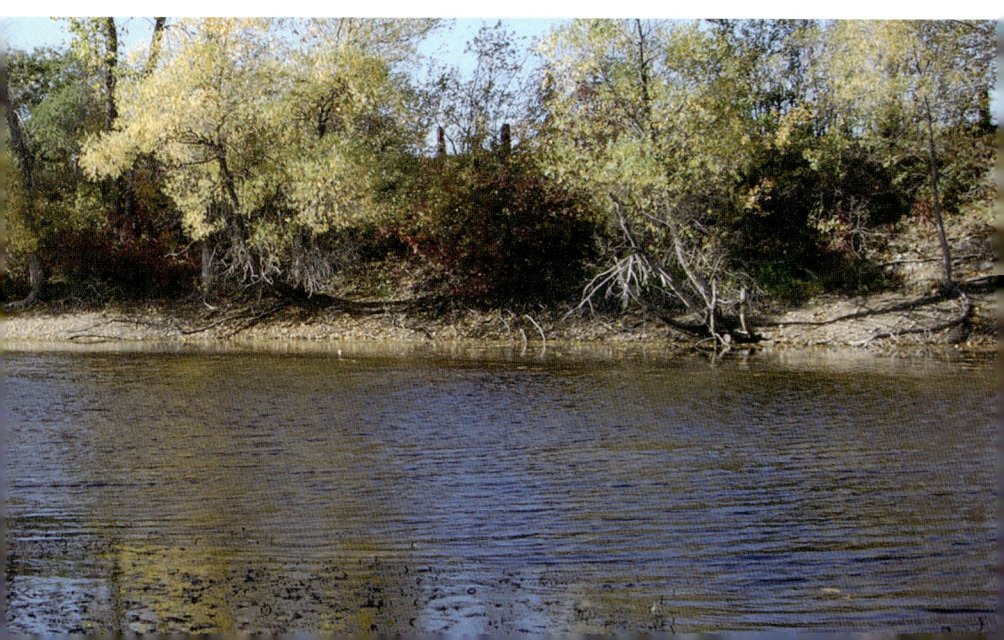

## 저급한 에너지와의 구별

이 세상 현실에는 오로지 하나의 힘 또는 하나의 에너지만 존재합니다. 각자의 에너지라고 불리는 것도 실은 개인에게 속한 에너지가 아니라 우주적 힘에 속한 것입니다. 마음을 초월해서 저 높은 곳에서 내려오는 신성한 힘과 저급한 에너지는 구별해야 합니다. 저급한 에너지란 외부의 행동, 형태, 파장 등으로부터 인간의 욕망에 유입된 힘, 곧 에너지를 말합니다. 저급한 에너지도 신성에서 나오기는 하지만 진실과는 거리가 멀어 더 이상 우리를 제대로 안내해 줄 수 없습니다. 저급한 에너지와 만나면 깨닫기는커녕 오히려 더 이기적이 되어 부정해져서 죄를 범하고 혼란스러워집니다. 온갖 문제가 연이어 발생합니다. 저급한 에너지는 끌어들이지 말아야 합니다. 그것이 분별력이지요.

## 힘의 본질과 작용

　단순히 힘의 강도가 세다고 해서 나쁜 것은 아닙니다. 내 안의 신성이라는 힘도 때로는 엄청 강하게 다가올 수 있으니까요. 모든 것은 힘의 본질과 그 작용에 달려 있습니다. 예컨대 그 힘이 마음을 열거나 자신을 정화하거나 자신의 생각이나 느낌, 성격, 아이디어를 좀 더 옳은 방향으로 변화시켜 보고자 노력하는 힘이라면 궁극적으로 그 힘은 빛과 평화로 가는 길에 쓰일 것입니다. 반대로 어둡고 혼돈스럽고 화가 치미는 것과 같은 자극적이고 자기중심적인 방향으로 이끄는 힘이라면 그것은 저급한 힘, 부정한 힘, 반대로 가는 악의 힘입니다.

### 사람과 사건에 대한 집착도 금물

　제대로 된 신성한 힘과 만나기 위해서는 우선 마음을 열어야 합니다. 과거에 어떤 일이 있었든지 간에 그것에 사로잡혀 갑론을박하거나 단정 짓고 그에 얽매이는 일은 하지 마세요. 사람에 대한 집착도 금물입니다. 사람이든 사건이든 옛 경험이든 집착하는 그 순간 저급한 에너지가 들어와 혼란에 빠지고 그동안의 요가 수련은 물거품이 될 것입니다. 이때 들어오는 저급한 에너지는 아주 악의적이어서 수시로 여러분을 괴롭힐 것입니다. 불교에서 말하는 일종의 연기론 같은 것이지요.

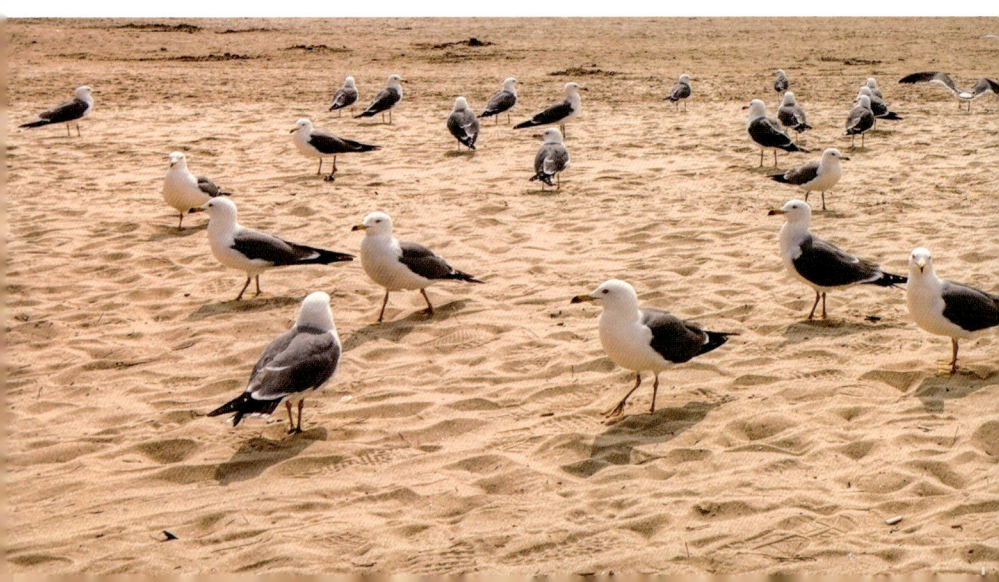

## 삶의 기쁨

질서와 리듬이 없는 육체적 삶이란 없습니다. 질서가 바뀌면 외적 신기함만이 아니라 내적 성장도 당연히 따라옵니다. 외적 변화와 신기함을 추구하는 것은 전형적인 저급한 욕망의 본질입니다. 끊임없는 내적 성장은 영원한 참신함이며 실패하지 않는 삶의 기쁨입니다. 다른 어떤 곳에서도 느낄 수 없는 충만감을 선사하지요. 그런 기쁨을 느끼기 위해서는 항상 신성에 의지하며 마음을 열어 그 마음을 한 군데로 모으세요. 그러면 차츰 여러분은 정화되고 충만함으로 고양될 것이며, 곧 삶의 기쁨을 느끼는 변화를 맞이하게 될 것입니다. 마치 다른 세상에 와 있다는 느낌이 들지도 모릅니다.

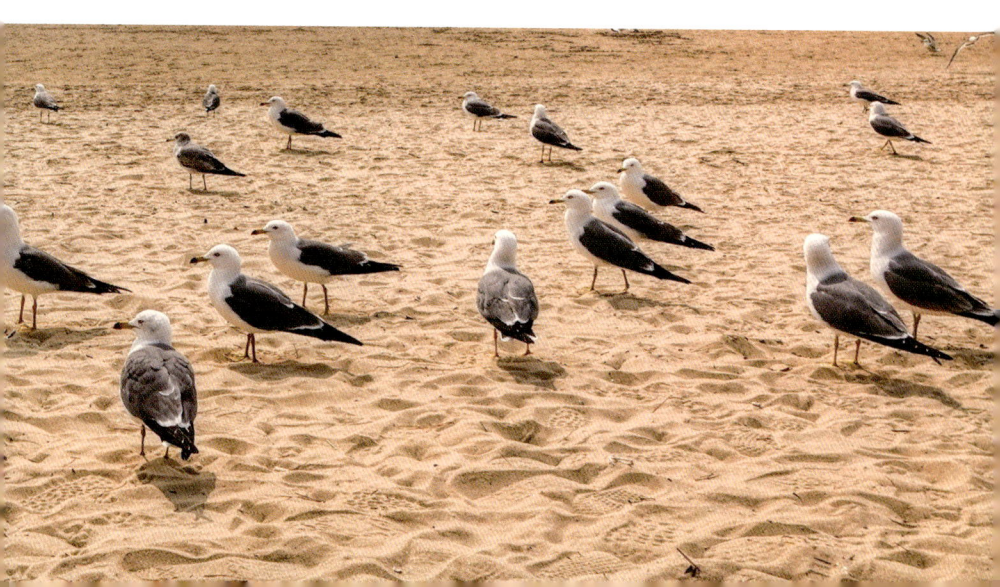

## 변화의 기쁨이 밀물처럼

내적 성장의 관건은 언제나 신성한 힘과 맞닿아 있어야 한다는 것입니다. 그러기 위해 가장 좋은 방법은 각자의 일을 받아들이면서 단순하게 사는 것입니다. 필요할 땐 저급한 에너지도 잡아야 하지만, 그 저급함은 반드시 정화해야 합니다.

성장하면서 변화한다는 것은 오래된 피상적인 자아를 멀리 던져버리는 것같은 아주 엄청난 형태로 진행될 것입니다. 피상적 자아는 버리고 내 안에 깊숙이 자리한 새로운 자아로 바꾸는 작업이지요. 그 변화는 여러분 속에 있는 가장 깊은 자아, 당신의 영혼이 느끼는 감정으로 나타납니다. 외형적인 것에 영향을 받지 않는 아주 자연스러운 감정이지요. 결국 여러분의 몸과 마음과 여러분 안에서 살아 숨 쉬는 모든 것이 파도처럼, 홍수처럼 밀려오는 변화를 만끽하게 될 것입니다.

## 모성은 몸도 지치지 않게 해

일반적으로 몸을 너무 혹사하면 지치게 됩니다. 피곤을 느끼게 되고, 이런 일이 반복되면 몸이 쇠약해지지요. 회복하기 위해서라도 쉬어야 합니다. 그러나 마음이 늘 열려 있고 모성을 잃지 않는다면 힘이 수시로 채워지기 때문에 피로를 모르게 됩니다. 여성은 약하나 어머니는 강하다는 말처럼 어머니들은 아무리 일을 많이 해 피곤해도 금세 회복하고 또 힘든 일을 반복해도 강인함을 잃지 않습니다. 옛날을 생각해 보세요. 비슷합니다. 모성을 잃거나 모성에 기대지 않으면 바로 지치거나 병이 나지요. 온전한 믿음이 있으면 체력은 오래 지탱할 수 있습니다.

결국 마음만이 아니라 몸도 초월적인 힘에 반응을 하지만, 그럼에도 불구하고 쉼은 필요합니다. 노동과 휴식은 균형을 이루어야 합니다. 피곤함을 느끼지 않는 것도 가능합니다만 그건 초월적인 힘을 느낄 정도로 완벽한 변화가 일어났을 때나 가능하지, 일반인에게는 불가능한 일입니다.

## 요가만이 변화를 가져온다

인간의 마음과 몸, 생명이 느끼는 의식은 폐쇄적입니다. 자기중심적으로 보고 자기 지식으로 듣고 자기 기준으로 판단하느라 실체를 보지 못합니다. 그러나 요가를 하면서 진정으로 열린 마음을 유지하면 이런 방해물이 제거되면서 진실을 보게 됩니다. 몸과 마음의 의식이 점점 넓어지면서 모든 것이 내 안으로 들어오는 진정한 의식, 보편적 의식, 모성이라는 우주적 의식으로 변화하는 것을 서서히 느끼게 됩니다. 이건 아주 초보적인 요가 수련 과정의 경험입니다. 인간의 의식을 뛰어넘는 경험이지요. 여러분 머리 위에 세상이 있음을 느끼기도 할 것입니다.

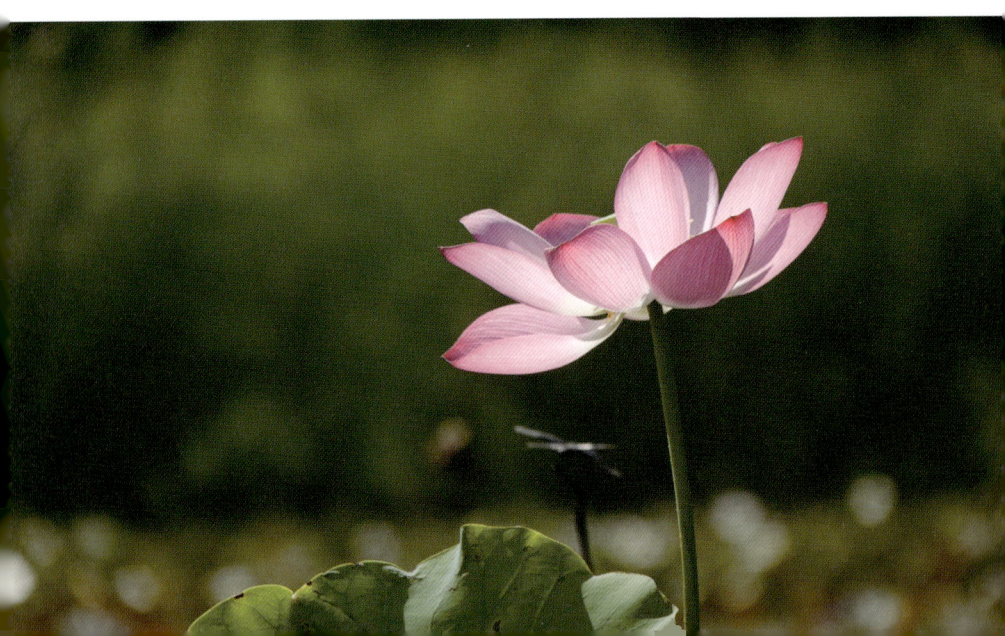

## 평화와 평온의 첫걸음

　이제부터 시작입니다. 일단 시작이 되면 거대한 질서 속에서 발전해나갈 것입니다. 점점 더 여러분의 의식은 고요해지고, 그 어떤 일에도 안달을 하거나 안절부절하지 않게 되면서 평화와 평온이 찾아옵니다. 사랑과 행복, 힘 그리고 지식까지 평화 속에서 얻게 되는 순간을 마침내 맞이하게 됩니다.

　여기서 말하는 의식이란 순수한 의식을 말합니다. 존재-의식-행복이라는 Sat-Chit-Ananda와 같은 것이지요. 이에 비해 Chitta로 표현되는 마음은 생각, 감정, 충동 등 온갖 움직임을 일으키는 정신적 육체적 의식의 집합체로 혼란 덩어리를 말합니다. 요가학파의 원조라고 할 수 있는 파탄잘리Patanjali 체계에 따르면 이 모든 의식이 전혀 움직임 없이 고요해져야 비로소 삼매경에 빠질 수 있다고 하지요. 그러나 우리가 하는 통합 요가는 조금 다릅니다. 우리 요가는 일상적인 의식의 움직임이 고요해져야 하고, 그 고요가 더 높은 차원의 의식으로 우리를 이끌면서 그 힘이 본성을 변화시키는 것입니다.

## 집중은 대상이 아니라 지향이다

Chittavrittis라는 마음의 기본적인 작용을 억누르면 마음의 움직임은 전부 없어집니다. 그렇게 유지하면 마음이 고요해지면서 그 어떤 것에도 방해를 받지 않게 됩니다. 그렇게 통제하고 조절한다면 당신이 원할 때 마음이 움직이기도 하고 행동을 할 수도 있습니다.

때로는 마음에, 때로는 머리 위에 집중하는 것도 나쁘지 않습니다. 집중하는 곳이 어디든 특정한 곳에 주의를 집중하는 것은 별로 중요하지 않으니까요. 문제는 어디에 집중하느냐가 아닙니다. 지향점이 어디인가가 중요한 것입니다. 집중은 자기 안에 존재하는 신성으로 향해야 합니다. 집중하기 위해 눈은 떠도 좋고 감아도 상관없습니다. 자신이 편한 방식으로 하면 됩니다.

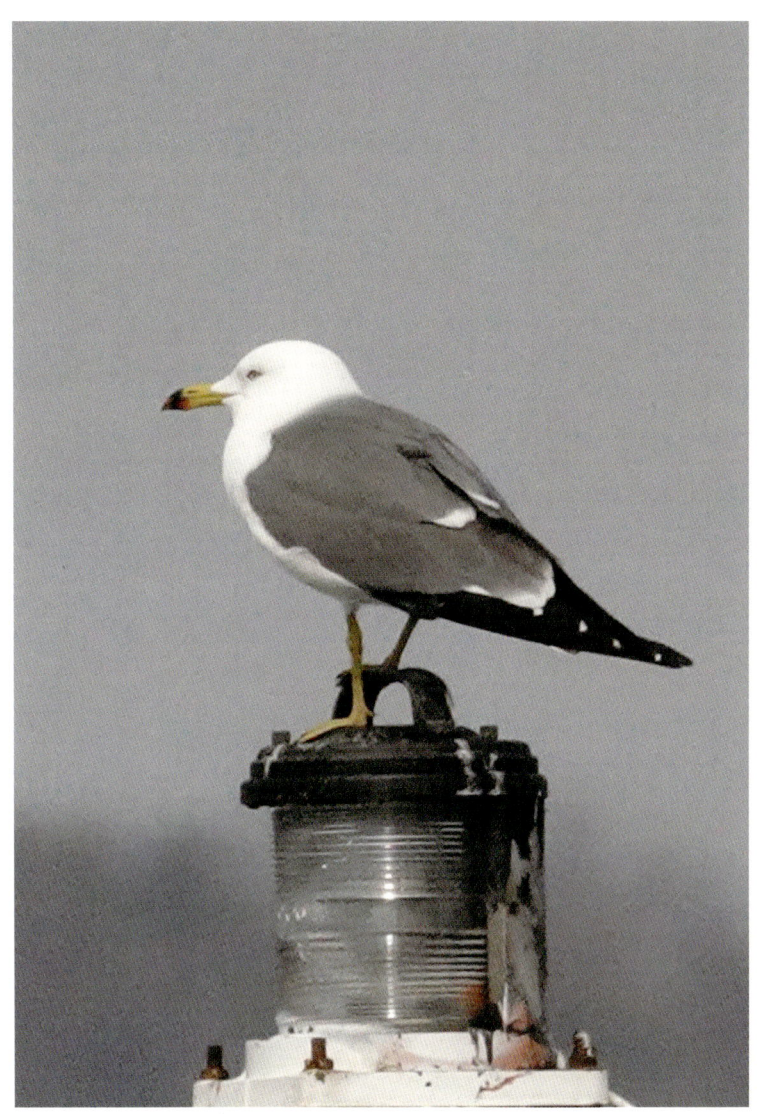

### 초월적 힘과 계획

 때로는 직접적으로, 때로는 간접적으로 마음을 탁 풀어주는 초월적인 힘에 의해 마치 우주적 의식이 구도자에게 열리듯이 우주적 정신과 우주적 힘의 작용을 알게 되는 순간이 있습니다. 제한적이기는 하지만 결정적 의지나 힘이 작용하는 거지요. 쓰레기 같은 낮은 단계의 계획에도 초월적인 힘이 섞여 있기도 하지만, 그 힘은 곧 사라지면서 동시에 진실의 힘을 왜곡하거나 조작하기도 합니다.

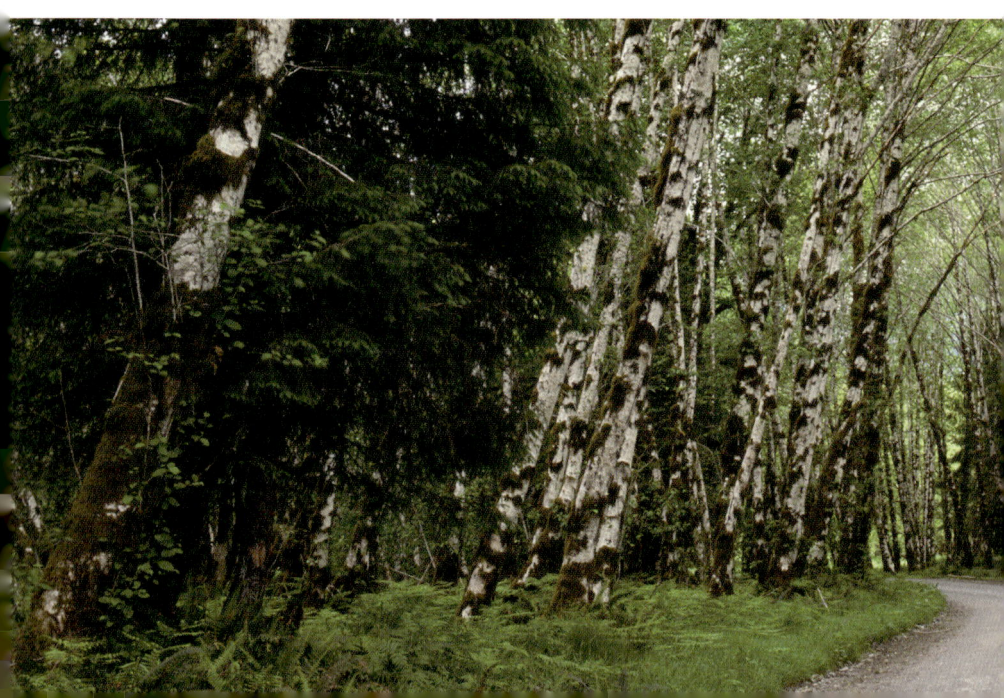

### 요가를 통해 우주적 존재임을 깨닫고

우주적 의식이 어디에나 작용할 수 있는 것이므로 특별히 초월적인 마음에만 속한다는 생각은 하지 마세요. 인간은 누구나 현실 속에서 단지 표피적인 의식, 내 눈으로 보이고 인식되는 세계 속에서만 갇혀 지냅니다. 그래서 요가를 통해 우리 안에 있는 의식을 깨우는 수련을 해야 합니다. 그 과정에 나 자신이 우주적 존재라는 사실을 깨닫게 되는 거지요. 차츰 우주적 상태, 우주적 마음, 우주적 삶, 우주적 권능과 힘이 의식 속에 상호 관계를 맺고 있다는 사실을 인지하게 됩니다.

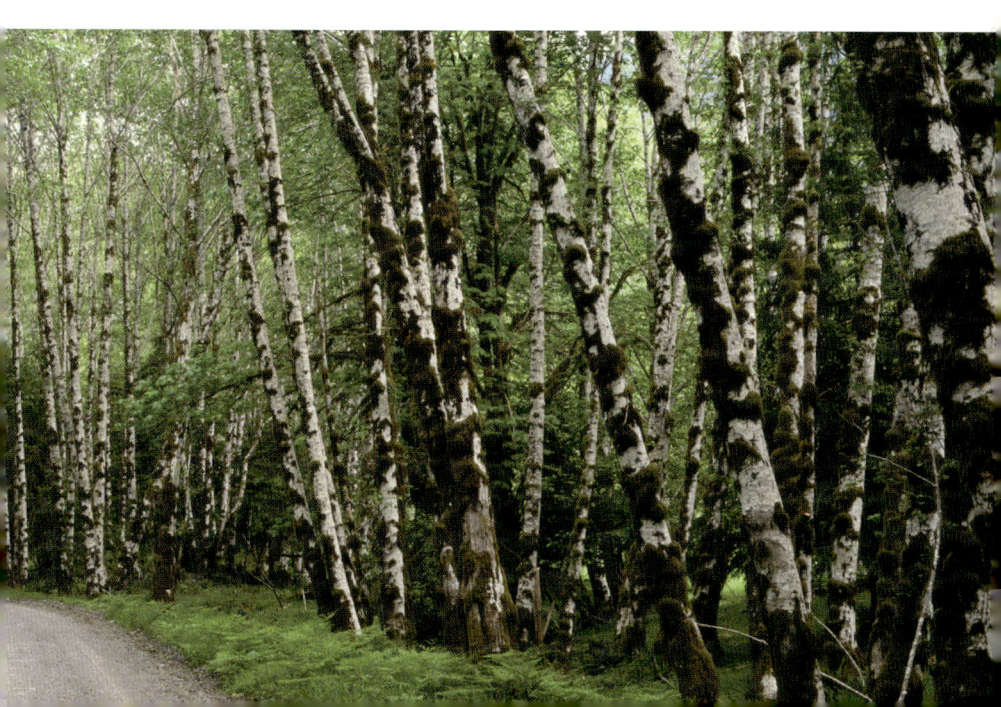

**언제쯤 그런 의식을 갖게 되느냐고요?**

그건 한 마디로 답할 수 없습니다. 수학적으로 계산되는 시간이 아니니까요. 넘쳐나는 쇼크와 수많은 스트레스 속에 살아가야 하는 현실 속에서 시간과 에너지는 끊임없이 변화하기 때문에 그때를 예측한다는 것은 불가능한 일입니다. 그리고 그 '때'라는 것은 전적으로 요가를 하는 사람, 그 자신에게 달려 있습니다.

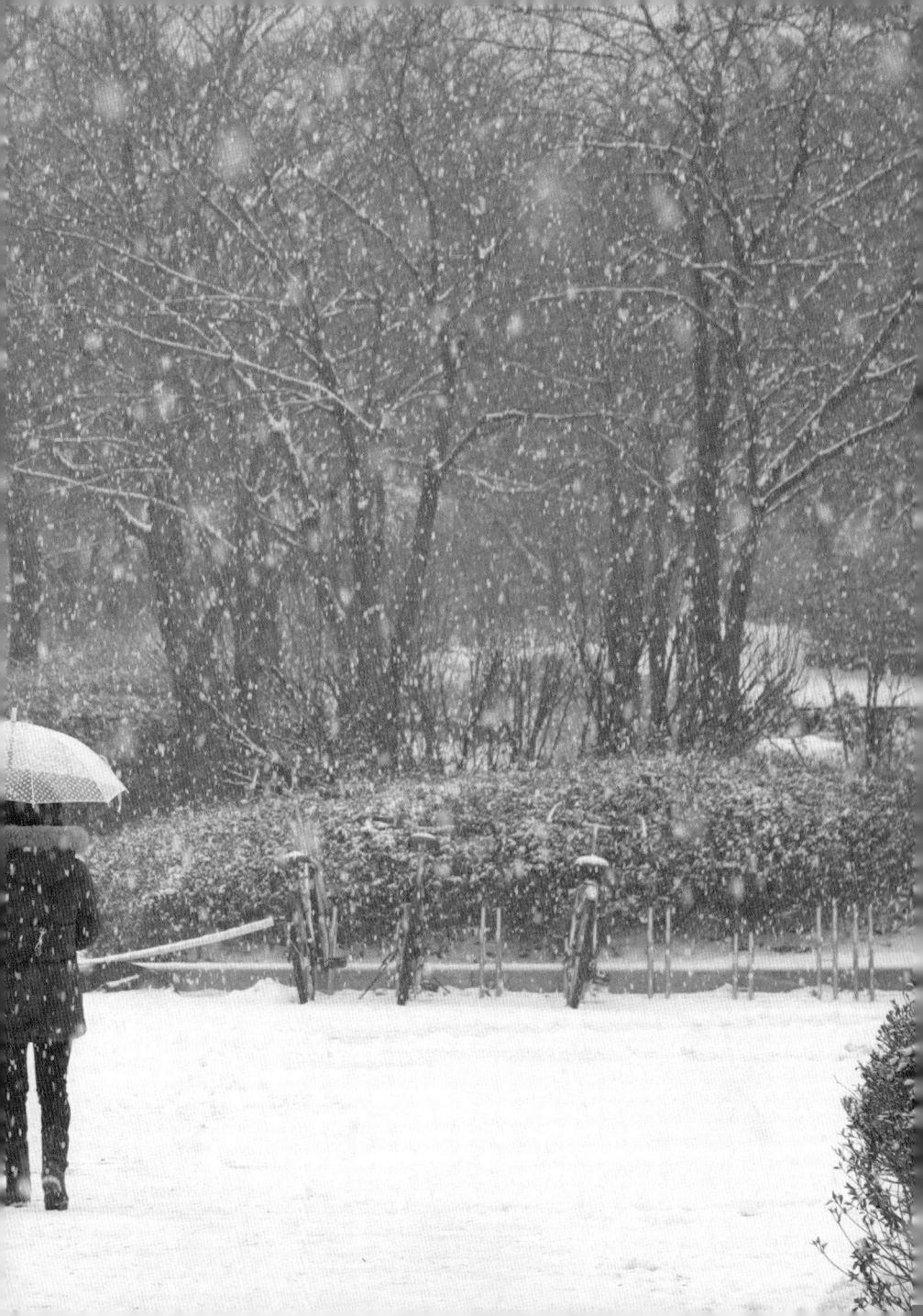

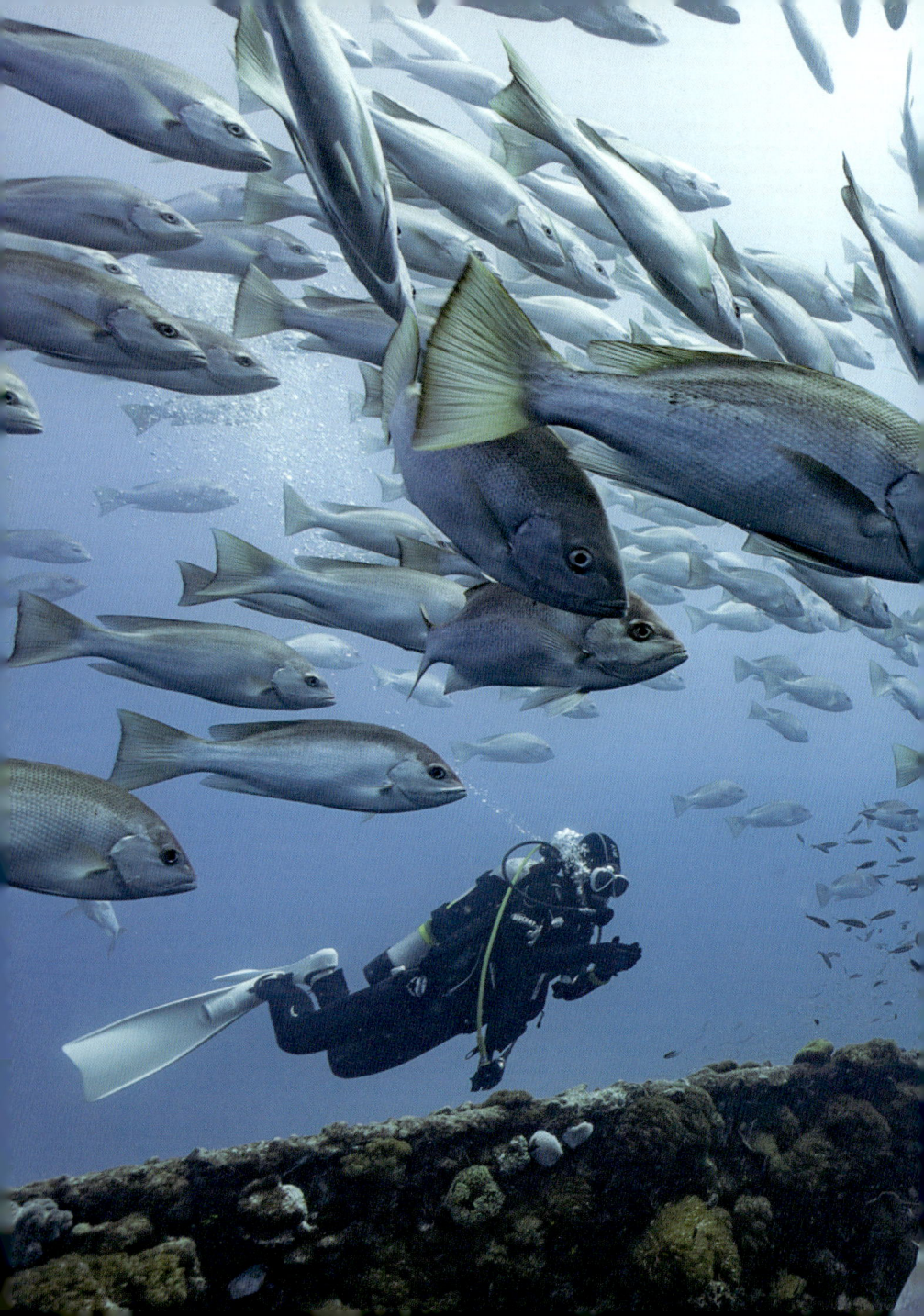

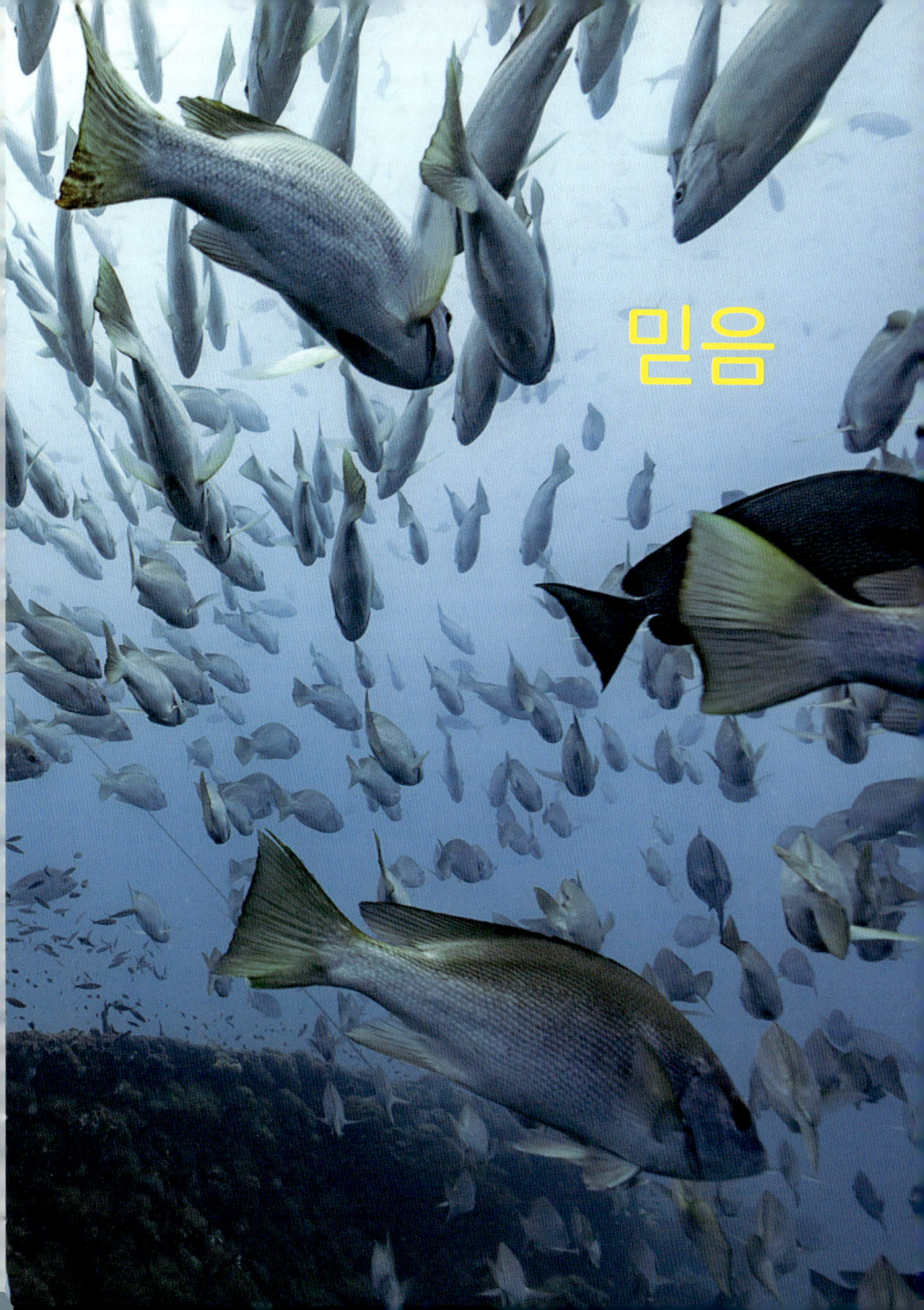
믿음

## 믿음은 경험이 아니다

믿음은 경험에서 나오는 것이 아닙니다.
믿음은 경험하기 이전부터 존재해온 선험적인 것입니다.
요가도 마찬가지입니다.
요가도 경험의 힘이 아니라 믿음의 힘에 그 뿌리를 두고 있습니다. 요가만이 아니라 영적인 삶도 그렇고, 우리의 일상 생활도 마찬가지입니다. 모든 활동가, 탐험가, 발명가, 지성인은 믿음으로 한 발자국씩 나아갑니다. 그 믿음이 실현될 때까지. 설혹 실패하고 실망하고 입증이 안 되더라도 반드시 될 거라는 믿음으로 계속 그 일을 해 나아가는 사람들이 바로 그들입니다. 19세기 중반 힌두교의 종교개혁가이자 신비사상가였던 라마크리슈나Ramakrishna는 제자들이 맹목적인 믿음은 나쁜 것 아니냐고 묻자, "믿음은 원래 맹목적인 것"이라며 합리적 추론이나 이미 입증된 지식은 더 이상 믿음이 아니라고 답했습니다. 기독교에서도 "보지 않고 믿는 자에게 복이 있나니"라고 하는 것과 일맥상통하는 것이지요.

## 믿음은 영혼의 증거

믿음은 영혼의 증거입니다.

아직 선언되지도, 달성되지도, 실현되지도 않았고, 선지자가 가르쳐주지도 않았지만, 진실이라고 느끼거나 추구할 가치가 있다고 느끼는 것이 바로 영혼의 증거입니다. 그 믿음은 내 안에서 확실하지 않아 때로는 내 몸이 거부하며 흔들릴 때도 계속됩니다. 요가를 하면서 실망하고 좌절하고 불안한 시기를 보내지 않는 사람이 과연 있을까요? 그럴 때마다 나를 지켜주는 힘이 있다는 것을 느끼면서 다시 일어서곤 했던 기억이 저마다 있을 것입니다. 그 힘을 안 것이 아니라, 그 힘을 느꼈던 것이지요. 요가에서의 기본적인 믿음은 바로 영혼에서부터 나오는 것입니다.

### 영혼은 신의 존재

영혼이란 바로 신이 존재한다는 믿음, 삶은 가치 있는 일이라는 바로 그 믿음입니다. 인간이 믿음을 갖고 있다면 영적인 삶을 영위할 수 있습니다. 아무리 한 인간의 본성이 비관적이고, 부정적이고, 뒤죽박죽이어도 신의 존재를 믿으며 영적인 삶을 살게 된다면 성공에 대한 확신도 갖게 됩니다. '어떤 어려움이 있을지라도 나는 성공할 것'이라는 믿음 말입니다.

### 무차별적인 믿음은 아냐

그렇다고 무차별적인 믿음은 아닙니다. 여기서 말하는 믿음이란 차분하고 안전하게 인도되는 근본적인 믿음, 곧 차별화된 믿음입니다. 또한 모든 초현실적인 것을 부정하는 유물론자들의 상투적인 의심도 경계해야 합니다. 이렇게 말씀드려도 여러분은 이 경계를 쉴 새 없이 오가며 때로는 분별력을 잃고 헤맬 것입니다. 의심은 그 속성상 설득으로 풀리는 것이 아니니까요.

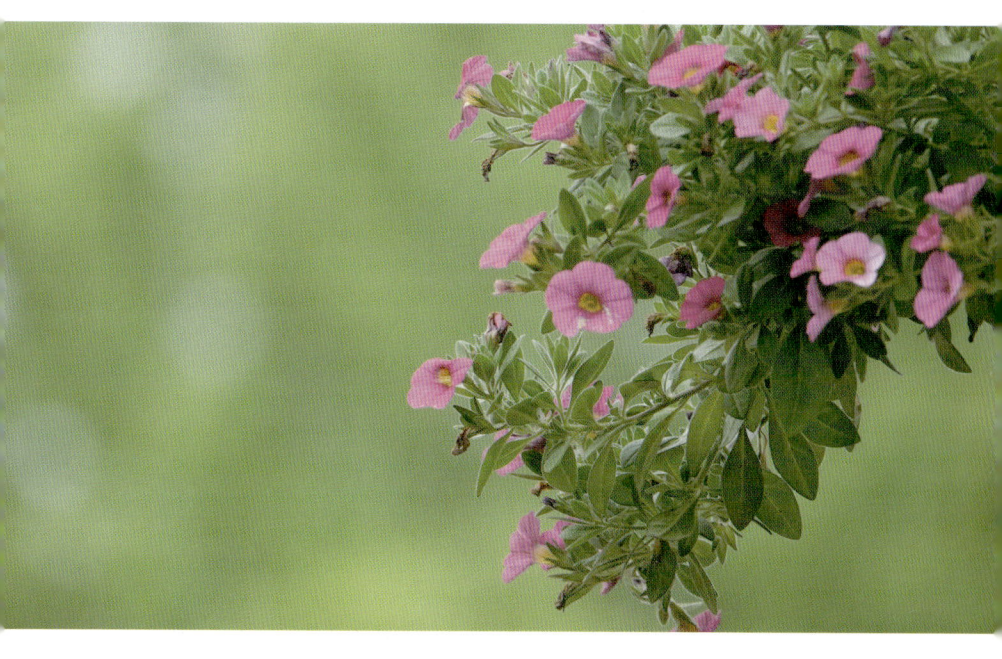

## 달 한 조각 베어 물고

어떻게 믿어야 하느냐고 물으신다면 글쎄요, 달 한 조각을 베어 먹는 것과 같다고나 할까요? 그 누구도 달을 한 조각 베어 먹어 본 사람은 없습니다. 그래서 더 근사한 표현으로 들립니다만, 사실은 그 표현이 딱 맞는 설명입니다. 믿음에 의한 치유는 사물의 본성이라는 관점에서 보면 요가로 충분히 입증되었다고 할 수 있습니다. 앞서도 말했듯이 믿음이란 끝까지 포기하거나 좌절하지 않는 것입니다. 어려움을 느낄 때마다, 혹은 '너는 못 해, 할 수 없어, 너는 무능해, 너는 꿈을 꾸고 있는 거야'라는 악마의 목소리가 귓가에 끝없이 맴돌아도 무시하십시오. 무시하고 묵묵히 빛을 향해 나아가면 됩니다. 믿음은 빛을 향해 열려 있고, 어둠 속에서는 닫혀버리니까요. 어려움은 그냥 어려운 것이지 불가능한 것은 아닙니다. 인류 역사상 가치 있는 모든 것은 엄청난 어려움을 뚫고 얻어낸 결과입니다.

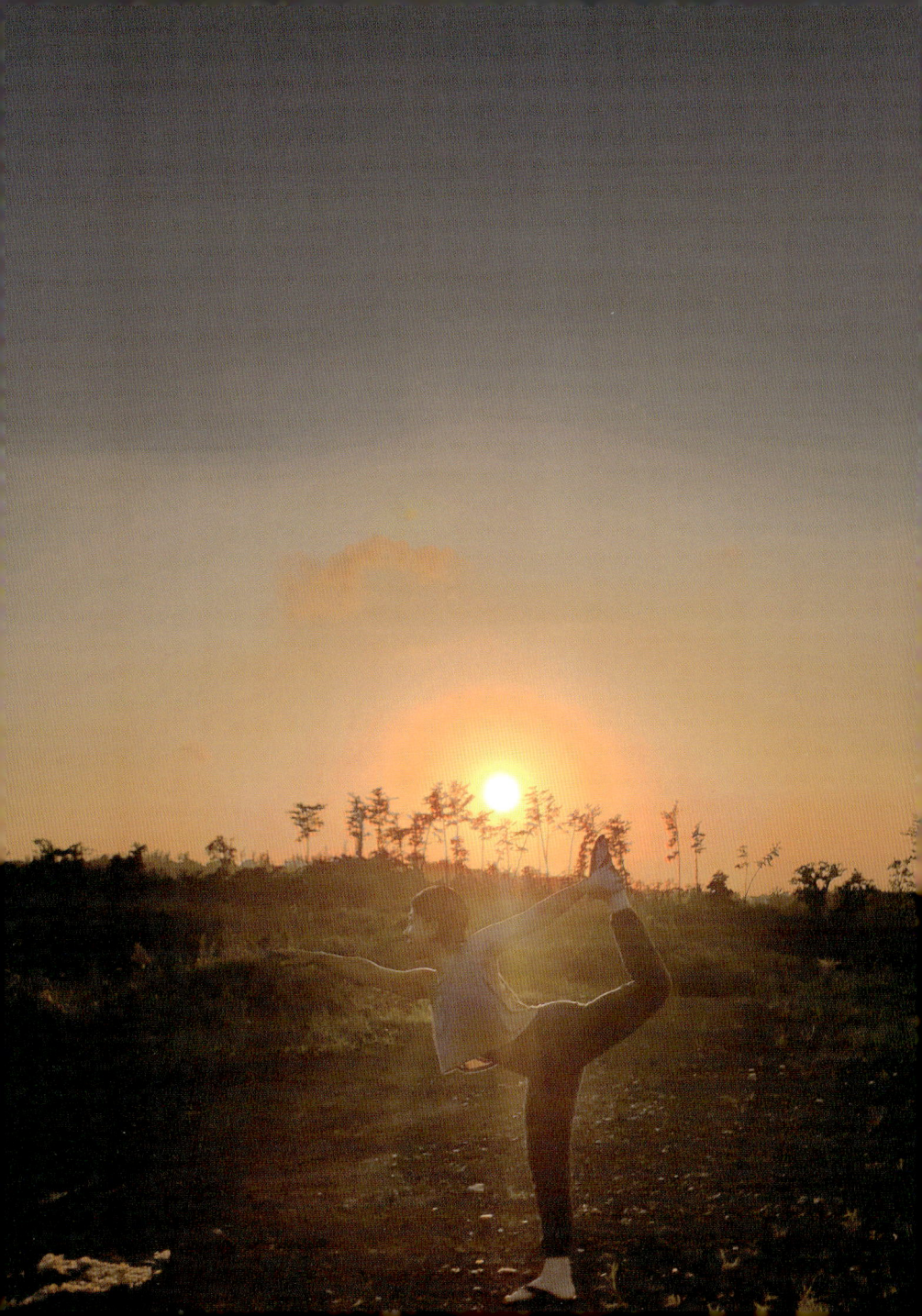

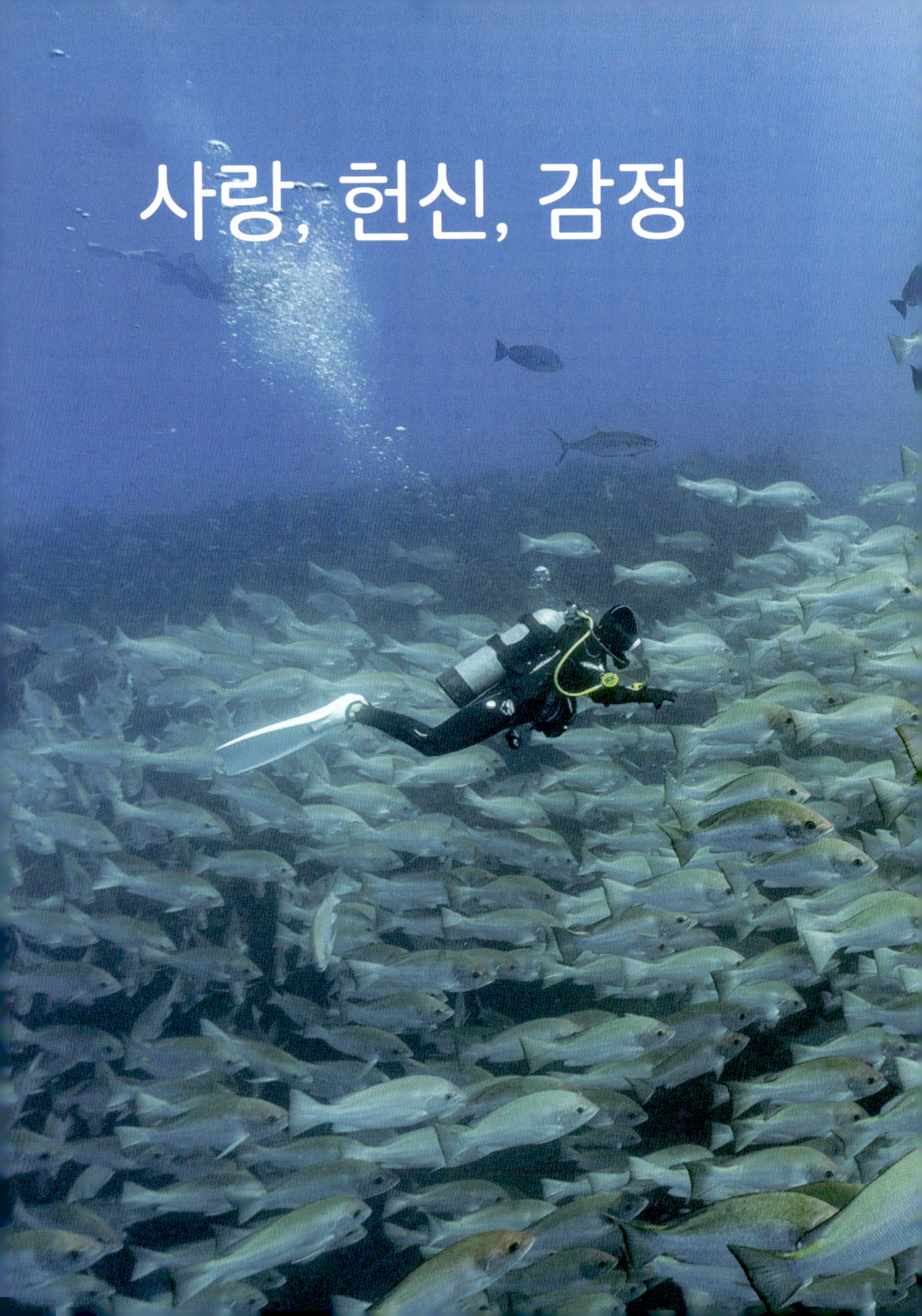

# 사랑, 헌신, 감정

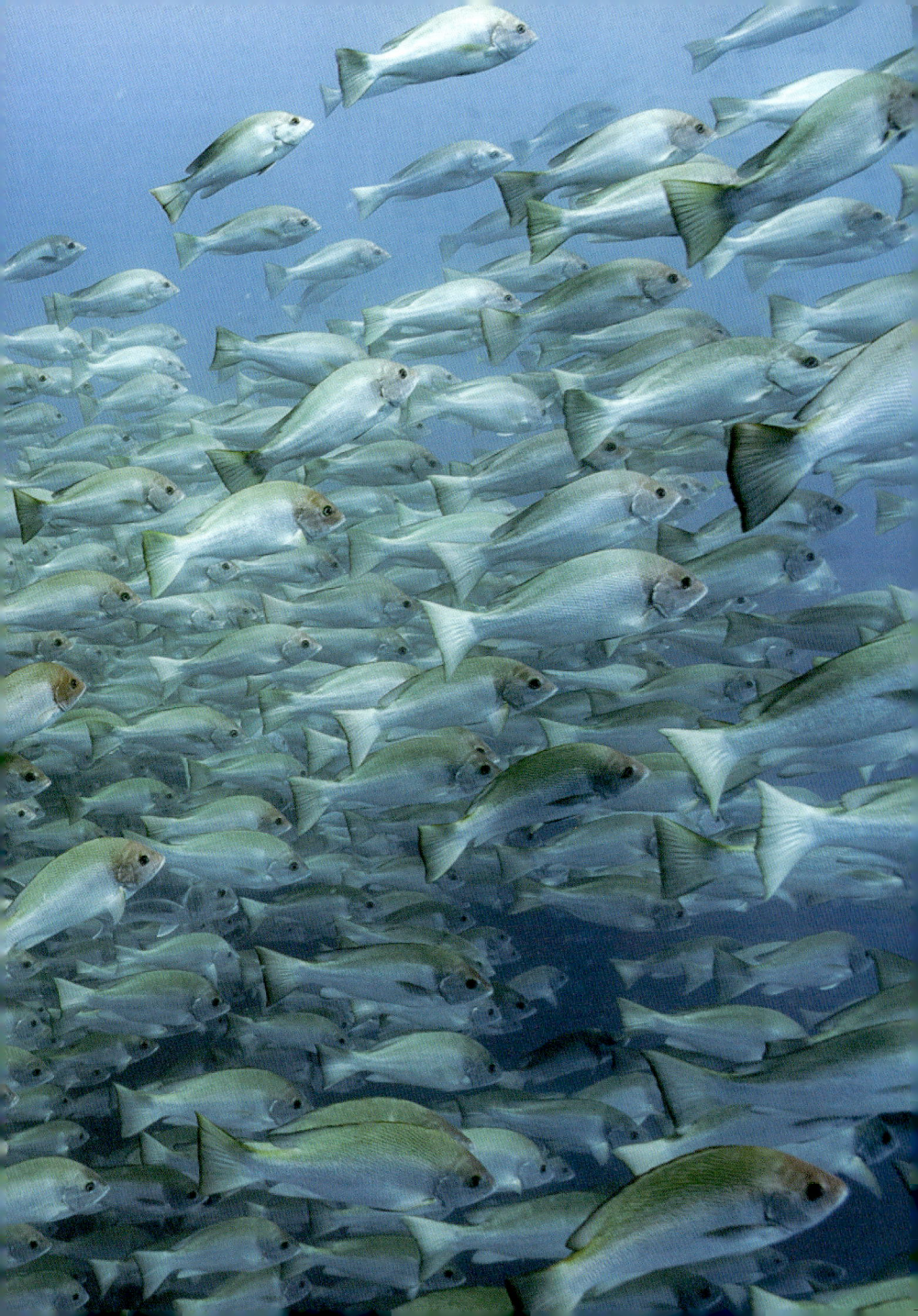

진심으로 마음을 모아 최선을 다한다면 우리는 무엇이든 다 이룰 수 있습니다. 예컨대 시와 음악을 정말로 좋아하면 그것은 단순한 시와 음악이 아니라 사랑과 헌신의 대상인 동시에 사랑과 헌신의 수단이 되기도 합니다. 명상도 마찬가지입니다. 정신을 집중해서 명상을 하면 그것은 단순한 정신 집중이 아니라 사랑과 찬양, 그리고 숭배의 흐름 속으로 빠져드는 것입니다.

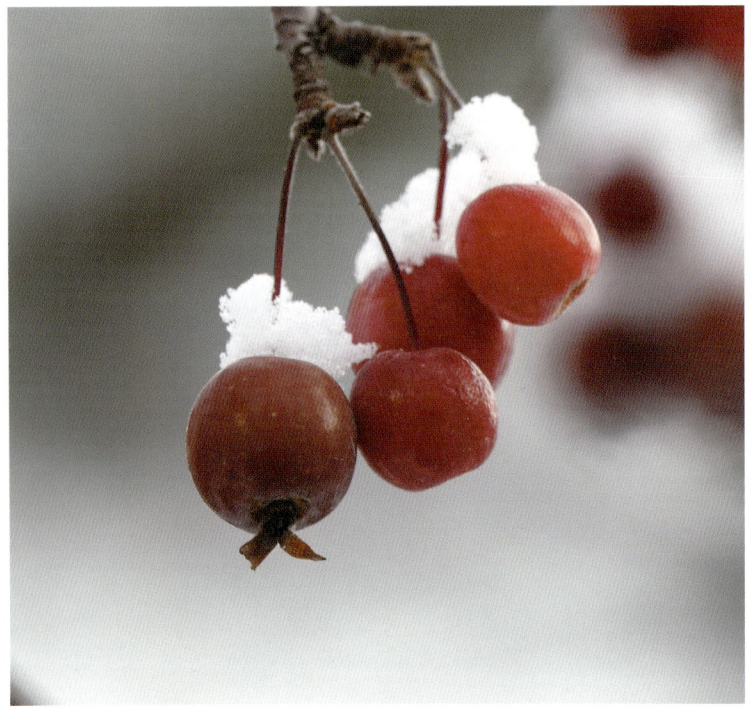

## 요가는 몸이 아닌 의식의 변화

　요가는 단순히 몸을 유연하게 하는 동작이 아니라 그 과정을 통해 의식을 변화시키는 과정입니다. 새로운 의식을 얻거나 베일에 쌓여 있던 의식을 꺼내 천천히 갈고 닦는 과정이 바로 요가입니다. 행복과 헌신은 인간의 의식 구조 저 아래에 자리한 불멸의 보석입니다. 그러나 요가를 하는 수련 초기에는 찾기도, 경험하기도 힘든 것이 바로 사랑과 헌신입니다. 자신을 정화하는 긴 여정을 거쳐야 가능하지요. 어려운 요가 동작을 잘 한다고, 육체적 숙달이 되었다고 해서 사랑과 헌신이라는 보석이 찾아지는 것도 아닙니다. 요가를 잘 하고 못 하고는 아무 상관이 없습니다. 이 보석은 마음을 열고 꾸준히 자신의 내면을 들여다보는 노력을 한 자만이 얻을 수 있는 높은 경지지요. 그래서 사람들은 사랑과 헌신을 요가의 랜드마크, 즉 징표적인 사건이라고도 합니다.

### 타인과의 유대감도 중요해

사랑이 없으면 요가도 의미가 없습니다. 타인과의 유대감은 사랑과 헌신 곁으로 다가가는 첫걸음입니다. 물론 뱅골 지역에서 주로 논의되는 허무주의적 요가에서는 모든 것을 환상으로 보기 때문에 타인과의 유대는 필요하지 않다고도 하고, 금욕주의적 요가에서는 인간을 포함한 모든 애착 관계를 끊으라고도 합니다. 하지만 아닙니다. 인간 사회에서 타인과의 유대감은 매우 중요합니다. 사람들하고의 유대감은 개인적 존재로서의 내가 영적으로 해방되거나 영적으로 소멸되는 그 직전까지 인간으로서 가져야 할 숙명입니다. 타인과의 유대감이나 사랑에서 오는 일반적인 기쁨과 행복은 그들이 말하는 해방의 아주 중요한 요소이자 요가 수련의 완성 단계이기도 합니다.

## 나도 모르게

인간 사회에서의 우정과 사랑, 애정, 동료애 등은 대체로 자아적 관점에서 싹이 틉니다. 사랑의 쾌감, 접촉을 통해 자아가 확장될 때의 기쁨, 상대와의 상호 교감 등은 보통 사랑하는 사람 사이에서 일어납니다. 하지만 많은 경우 이기적인 동기에서 시작된 관계가 대부분입니다. 물론 좀 더 높은 영적, 정신적, 의식적 단계에서도 가능하긴 하지만, 대체로 온갖 감정이 혼합된 상태에서 일어나지요.

인간 사회에서의 관계, 심지어 자선을 베푸는 것도 보기에 따라서는 표면적인 이유 외에 여러 가지 복잡한 이유에서 시작됩니다. 때로는 본인도 그 이유를 모르기도 합니다, 자신이 왜 그 사람을 사랑하는지, 자기가 왜 자선을 베푸는지, 그 이유를 모르면서 행하는 경우가 종종 있습니다. 그렇게 자신도 모르게 영적 삶 속으로 빠져드는 경우도 있습니다. 어떤 이들은 이런 현상을 금욕이나 열반처럼 집착하지 않는 것과 비슷하다고도 말합니다.

### 나의 신성이 사랑, 연민, 동료애로

우리가 일상 생활에서 소유하는 것은 곧 없어질 것들이지만, 순수한 의식의 관점에서 보면 그 또한 필요한 것들입니다. 단지 영적으로만이 아니라 정신적으로도 좀 더 높은 단계로 올라가기 위해서는 그 아래 단계를 거쳐야 하는 것과 같은 것이지요. 그러니 혼란스러워하지 마세요. 사랑과 연민, 동료애, 영적이든 아니든 자존감은 인간 본성의 또 다른 면입니다. 만일 이런 감정이 일어나면 반드시 변하게 되어 있습니다. 과거의 나와는 다른, 보다 새로워진 내 모습을 느끼게 될 것입니다. 그것이 바로 내 안에 있는 신성, 내 안에 존재하는 진실이 사랑과 연민, 동료애 등으로 표출되는 것이고 실현되는 순간입니다.

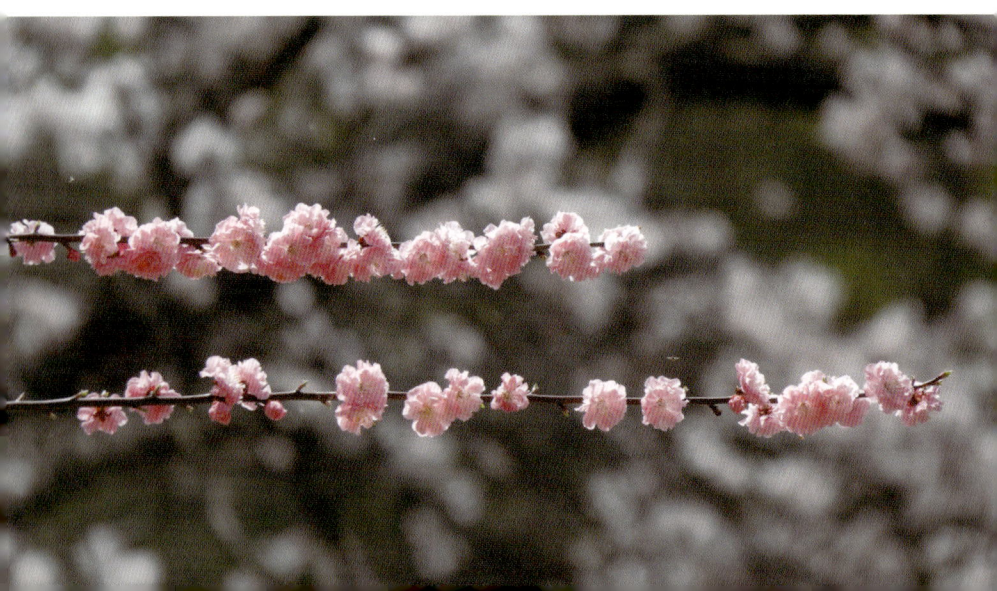

## 시바Shiva의 손길

요가를 하다 보면 처음에는 부정적이었고 멈칫거리던 내 안의 감정들이 조금씩 긍정적으로 변하는 것을 느끼게 될 것입니다. 내 마음 어느 빈 구석이 어느 순간 긍정적인 감정들로 채워지고 곧 이어 충만감으로 차오르는 느낌을 갖게 될 것입니다. 그러나 그런 변화가 반드시 그렇게 일직선처럼 쭉 연달아 일어나지는 않습니다. 사람에 따라 다르기는 하지만 때로는 오래 지속되지도 않고 때로는 충분하지도 않고 완전하지도 않은 느낌에 실망감이 밀려와 후회스럽기도 하고 공허감에 휩싸이기도 할 것입니다. 특히 우리 몸의 생체적 욕구가 강하게 반응할 때 더욱 그럴 수 있습니다. 그러나 어디선가 평화의 느낌이 전해져 오면서 안도감과 더 좋은 일에 대한 기대감이 솟구치기도 하지요. 일종의 심오한 영적 고요와 평화, 박애와 헌신같은 행복감입니다. 힌두교에서는 이런 현상을 시바의 손길이라고도 합니다. 헌 것을 부수고 새로운 것을 창조하는 손길이라는 의미지요.

### 기쁨의 본질

이같은 의식의 변화 중에도 다른 사람들과의 새로운 관계가 형성됩니다. 금욕적인 무미건조함이나 소외된 외로움 같은 것은 절대로 여러분의 영적 운명일 수가 없습니다. 스스로 깨달은 여러분에게는 기본적으로 기쁨과 광활함, 확장성, 포괄적인 생명력의 움직임이라는 본성이 가득하기 때문입니다. 그러니 위축되지 마세요. 용기를 잃지도 마시고요.

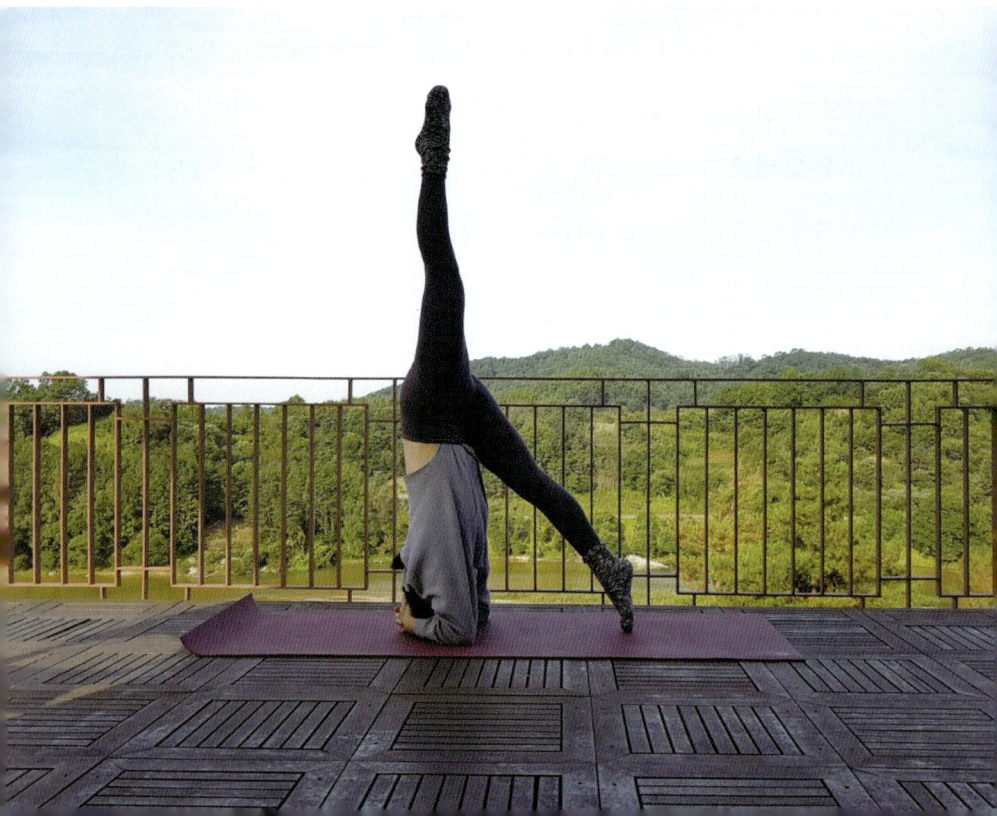

## 감정을 억누르지 마세요

감정은 요가의 아주 좋은 요소입니다. 그러나 감정적 욕구는 쉽게 사람을 흔들거나 방해하기도 합니다. 그래서 모든 감정은 여러분 내부에 존재하는 신성을 향하도록 유도해야 합니다. 순수함을 지향하며 여러분 내부에 존재하는 신성에 도움을 간절히 청하다 보면 고통도 사라질 것입니다. 그러니 감정을 억누르려고 하지 말고 순수함을 추구해 보세요. 곧 영적 평화와 마음의 고요가 정신적 감정과 어우러져 행복감으로 번져올 것입니다. 여러분의 정신적 불길을 갈망으로 깨우세요. 여러분 안에 존재하는 신성을 향해 가슴에서 활활 타오르는 생체적 욕구를 정화해 보세요. 감정적 본능에서 해방되며 여러분은 충만감으로 행복감을 만끽하게 될 것입니다.

# 요가의 빛

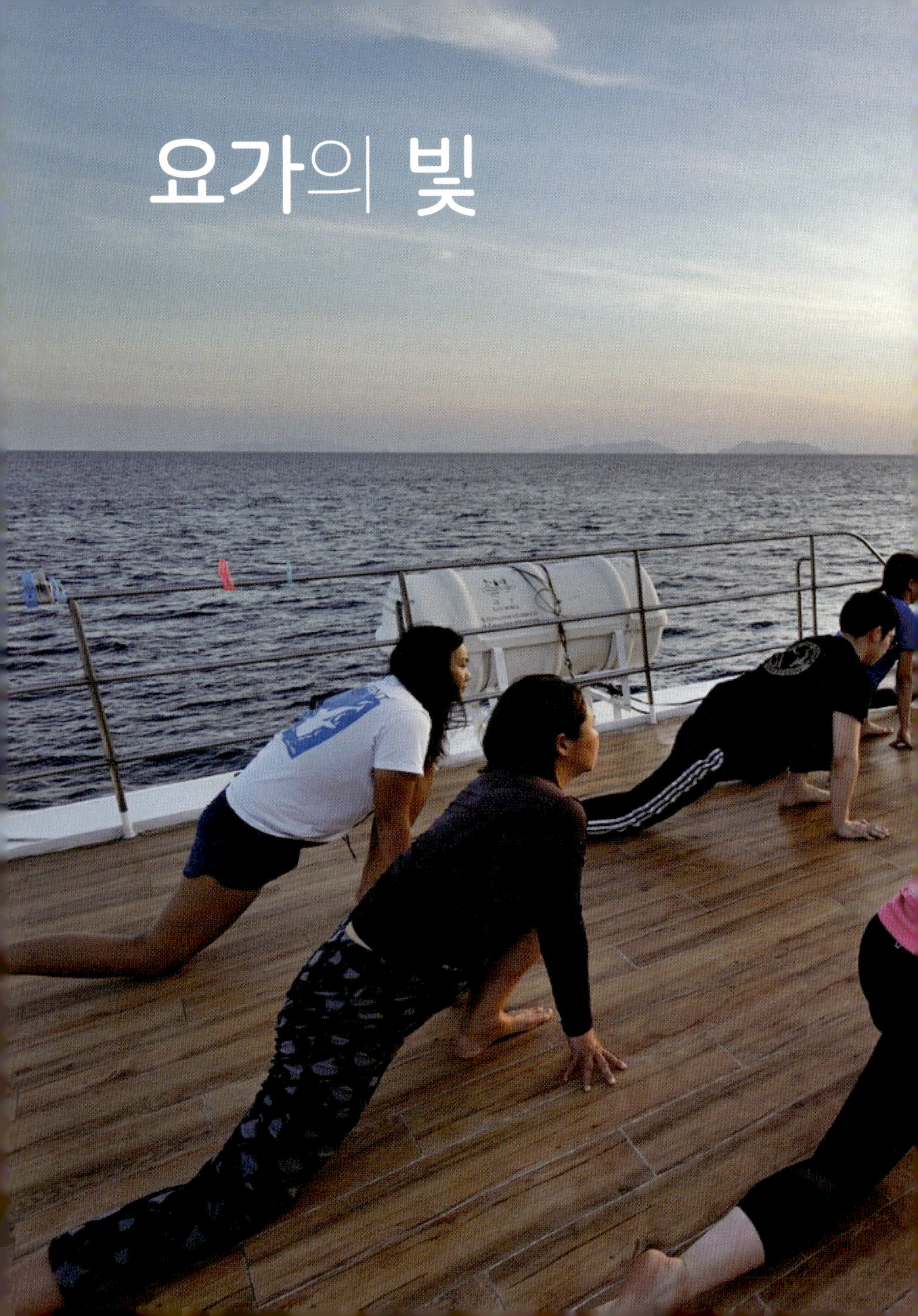

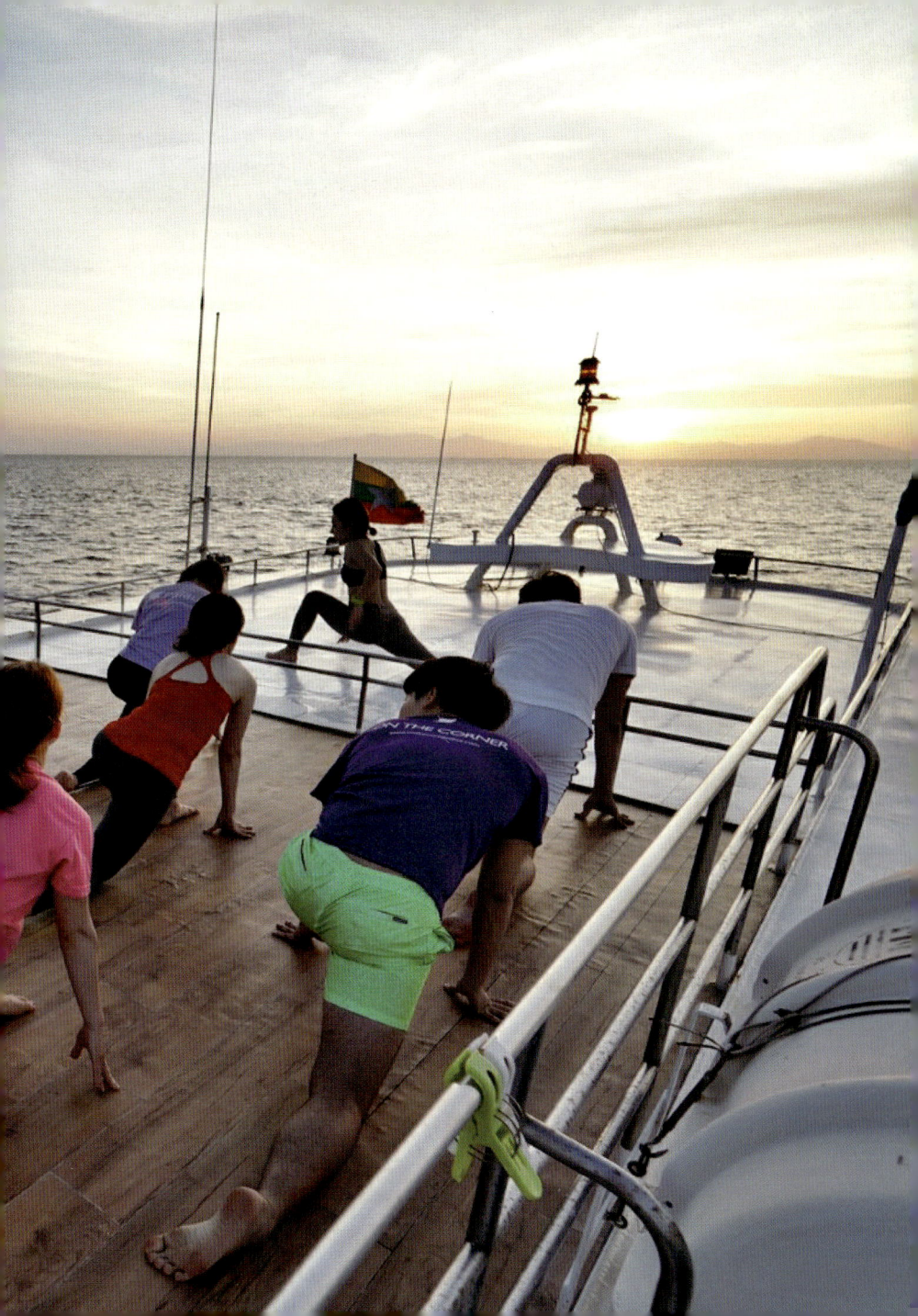

### 색&#xFE50;- 상징 - 비전

빛을 자주 본다는 것은 좋은 징조입니다.

선지자는 눈에 보이는 것만 보는 것이 아니라 깨어 있는 의식으로 사물을 봅니다. 누구나 요가를 통해 자신의 내면으로 들어가는 잠재력을 키울 수 있습니다.

일반인들은 이해를 잘 못하겠지만 요가를 통해 그 잠재력을 키울 수 있습니다. 감지하기 쉽진 않지만 요가를 시작하면서 물질 그 이상의 것이 이 세상에는 존재한다는 것을 느끼는 진기한 경험도 하게 됩니다. 영적 삶을 위해서는 여전히 더 열린 마음을 유지해야 합니다.

내 마음 가장 깊은 곳에 존재하는 의식, 그것은 나 자신인 동시에 내 영혼이자 영원한 신성과 만나는 지점입니다.

## 초자연적인 힘의 경험

초자연적인 것을 볼 수 있는 힘은 누구에게나 있습니다.

대부분 깊숙이 잠재되어 있지만 가끔은 표면으로 떠오르기도 하고 때로는 아주 드문 경우이기는 하지만 이미 드러나 있기도 합니다. 그래서 누구나 주의를 집중해서 요가를 하다 보면 정도의 차이는 있으나, 아주 또렷하게 경험할 수 있습니다.

어느 순간, 불현듯 그 불가사의한 힘을 경험하게 되는 사람은 이미 그 힘이 잠재 의식이 아닌 표면에 드러나 있던 사람입니다.

여러분이 나무 사이에서 빛나는 햇살을 보는 것은 늘상 있는 일이지요. 잘 생각해 보면 빛은 나무 너머에 있는데 나무라는 물질이 앞에 있기 때문에 빛이 그 나무 형상에 가려져서 우리는 나뭇잎 사이로 새어 나오는 빛살로만 빛을 보게 되는 것입니다. 그렇게 우리 인간은 본질 그 자체는 보지 못하고, 물질을 통해서 본질의 아주 작은 부분만 표피적으로 보며 살아갑니다.

## 노란색과 분홍색

힌두교에서는 파란색과 황금색이 비슈누Vishnu의 여덟 번째 화신인 크리슈나Krishna와 인간의 보호 의식을 지배하는 여신, 두르가 마하칼리Durga-Mahakali를 상징한다고 합니다만, 황금색과 노란색도 사실은 다른 의미를 갖고 있습니다.

힘의 의미라는 관점에서 보면 노랑은 생각하는 마음, 힌두교에서 말하는 부처Buddhi를 상징합니다.

힌두교에서 부처는 코끼리 머리를 가진 가네샤Ganesha, 지혜와 학문의 신인 가네샤의 부인 중 하나지요.

아무튼 부처를 나타내는 색이 노랑이라면 영혼을 나타내는 색은 분홍입니다. 연주홍색이라고 할 수 있는 핑크색, 분홍은 원래 정신을 상징했는데 시간이 흐르며 많이 수정되면서 초자연적인 능력을 포함하는 영혼을 상징하게 되었습니다.

## 사람한테도 나름의 색깔이 있다

　모든 현상은 사물의 질서에 따라 해석도 각기 달라지듯이 같은 색상이라도 특별한 상황에서 의미하는 바가 달라질 수 있습니다. 상징도 마찬가지입니다.
　가령 믿음. 사랑, 보호와 같은 다양한 심리학적 현상을 상징하는 의미에도 나름의 질서가 있듯이, 영적 작용이나 기운 같은 아우라를 나타내는 상징에도 일정한 질서가 있습니다.
　인도 종교에는 크리슈나Krishna, 마하칼리Mahakali, 라다Radha 등등 수많은 신이 있으니 그것을 상징하는 색이 다 다르지요. 사람한테도 저마다의 색깔이 있습니다.
　존재하는 모든 것에는 다 나름의 색이 존재합니다. 예를 들자면 끝이 없습니다.

**색의 의미와 본질**

이렇게 다양하게 존재하는 색의 의미를 알려면 그 대상의 진정한 의미를 꿰뚫어 볼 수 있는 지식과 경험, 직감 등이 필요합니다. 관찰력과 정확한 묘사력 또한 필요합니다. 노랑과 황금색이 다르듯이 같은 색깔도 그림자가 어떻게 생기느냐에 따라 의미가 달라집니다.

사람을 볼 때도 마찬가지입니다.

그 사람을 가까이에서 보느냐, 옆에서 보느냐, 뒤에서 보느냐에 따라 그 사람의 아우라는 달라지기 때문에 어느 한 면이 그 사람을 나타내는 색이 될 수는 없습니다. 많은 경우 사람이든 사물이든 여러분이 바라보는 그 대상은 단지 그 배경을 보는 것일 수도 있습니다. 나뭇잎 사이로 햇살이 보이는 것처럼 색깔을 볼 때도 그 본질이 아닌 벽에 비친 색, 밝은 곳에서 드러난 음영을 보는 경우가 대부분입니다.

## 색과 빛은 불가분의 관계

색의 상징을 정확하게 정의하기란 쉽지 않습니다. 인도 철학에서는 황금색을 보통 초월적 마음에서부터 오는 빛이라고 합니다. 진실의 빛이라고도 하지요. 오렌지색은 신비한 주술적인 힘을 갖고 있다고도 하고요. 흰색은 신성한 의식 또는 모성의 빛이라고들 합니다. 사람에 따라서는 다이아몬드 빛이라고 표현하기도 합니다. 가장 순수하고, 가장 깨끗한 최고의 빛이라는 의미겠지요.

파란색은 높은 단계의 마음을 의미합니다. 그러나 이러한 빛의 상징은 확실한 것도 아니고, 정확하지도 않으며, 복잡하고 미묘한 여러 가지 음영까지 내포하고 있어서 한 마디로 단언하기는 참 어렵습니다. 예컨대 노랑의 경우에도 보통 부처나 지적 능력 등을 상징한다고 하지만, 반드시 그런 것만은 아니듯이, 파란색도 마찬가지입니다. 서양에는 스카이 블루, 로얄 블루, 인디안 블루, 코발트 블루, 버닝햄 블루, 미드나잇 블루, 인텔리전스 블루, 세룰리안 블루 등 파란색 중에도 조금씩 다른 채도에 따라 다양한 이름을 가진 파란색들이 존재하듯이 파랑색이라고 해서 다 같은 파랑색이 아닙니다.

하늘 아래 똑같은 파랑색은 존재하지 않는다고 할 정도로 많습니다. 하지만 특별하게 특정하는 파란색이 아니라면, 그냥 푸른색은 일반적으로 진실을 의미합니다.

녹색도 마찬가지로 참 다양한 녹색이 존재합니다만, 녹색은 종종 생명이나 일상적인 감화력, 또는 힘의 작용을 포함하는 의미를 갖습니다. 때로는 감정적인 삶의 힘으로 받아들여지기도 합니다.

이렇게 색과 빛은 떼래야 뗄 수 없는 관계입니다. 색은 좀 더 직접적이고, 빛은 좀 더 역동적입니다. 색이 강렬하면 빛이 됩니다.

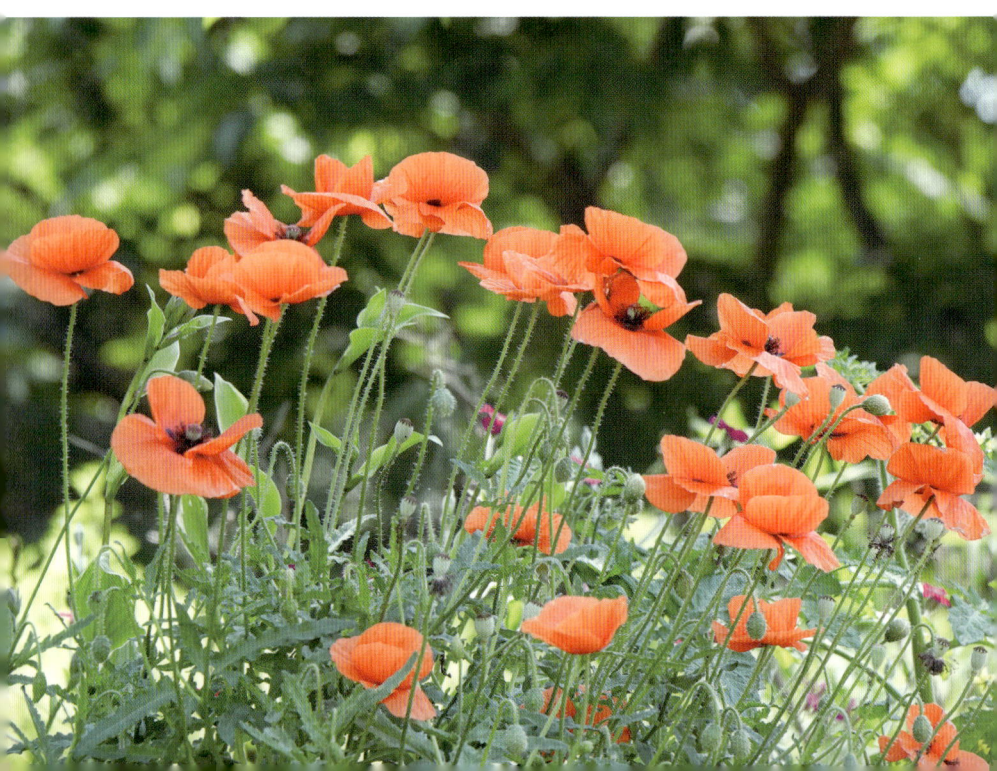

## 두려움을 버려야

　별은 항상 빛을 내뿜지요. 반짝반짝. 그러나 햇살이 비치면 별은 그만 빛을 잃고 맙니다. 정신을 집중하는 명상 속에서 보는 빛은 다양한 힘이 빚어내는 빛, 아주 높은 의식에서 내려오는 빛입니다. 경험해 본 사람들은 그 빛이 보라색 또는 흰색이라고들 합니다. 보라색은 우아한 자비의 색이자 생명의 색이고, 흰색은 모든 것을 받아들이고 흡수하는 모성의 색, 신성한 색입니다. 결국 색은 빛입니다. 빛 자체는 신성한 의식이고요. 그 빛은 요가의 빛이기도 합니다. 그러니 요가를 하기 전에 '내가 잘 할 수 있을까?' 하는 두려움은 멀리 던져버리세요. 타성에 젖어서도 안 됩니다. 요가를 한다는 것은 빛 속에 사는 일이어서 그 빛이 당신의 본성을 변화시키면서 행복을 가져다줄 것입니다. 그러니 두려움은 떨쳐버리고 자신감을 갖고 요가를 시작하세요.

## 객관성과 주관성

모든 것에는 객관적인 면과 주관적인 면이 공존합니다. 우리네 삶에 객관적인 것만 존재하지는 않습니다. 속마음에서 생각하는 것이 말로 다 표현되는 것도 아닌데, 내뱉은 말과 표현된 언행이 각자의 외형적인 이미지로 타인에게 고착화됩니다. 마음속에서는 자유자재로 많은 생각을 할 수 있는 주관적인 창의력이 존재하지만, 외부에서는 표출되는 언행이 상징하는 특정한 이미지로 자신이 각인됩니다. 객관성과 주관성 사이에 간극이 발생하는 이유입니다.

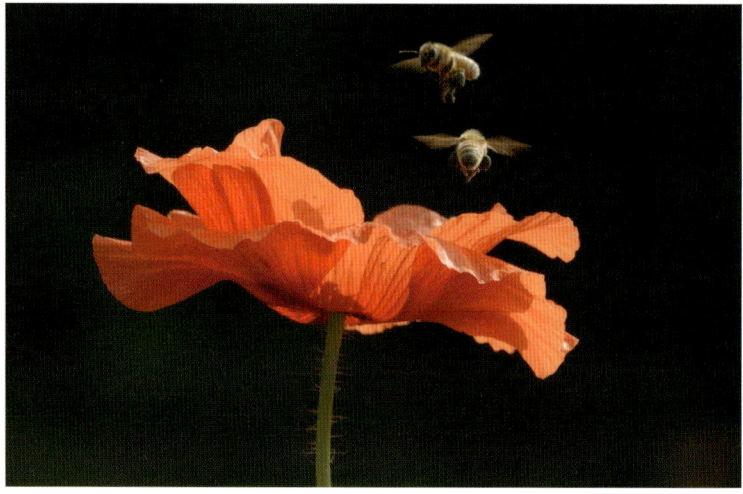

## 비전을 본다는 것은

요가를 오래 하다보면 "요가 중에 무언가를 봤다"라는 사람도 있습니다. 그런 것을 환영이라고도 하지만, 보통은 비전Vision이라고 합니다. 영적 수행의 초기 단계에 들어섰을 때 일어나는 현상입니다만 너무 큰 의미를 둘 필요는 없습니다. 그저 모든 의식을 열어놓고 꾸준히, 묵묵히 요가를 더 계속하세요. 작은 변화에 일희일비하거나 흔들리지 마세요.

꿈이든 환영이든 비전이든 초기에는 자신이 꾸준히 추구해 왔던 것이 상징적으로 보이기도 하고, 실제 일어났던 일들이 다시 보이기도 할 것입니다. 때로는 다른 사람 마음 속의 형상이 나한테 나타나는 경우도 있습니다. 그러니 무언가 보이는 현상에 너무 연연하거나 특별한 의미를 부여할 필요는 없습니다. 그 또한 차분히 바라보면서 나의 모든 의식을 편안하게 열어놓고 요가 수련을 계속하면 됩니다.

그렇게 요가를 계속하다 보면 의식의 아주 높은 경지에 다다르면서 빛이 보일 것입니다. 소리도 들릴 것입니다. 황금색, 흰색, 파란색이 빛처럼 쏟아지면서 하늘로 솟아오르는 듯한 웅장한 소리도 들릴 것입니다.

힌두교에서는 옴$^{Om}$이라고도 하지만, 이것은 기독교에서 말하는 오메가$^{Omega}$와 비슷한 요가 수련의 마지막 단계입니다. 비로소 하늘이 열리고 우주와 내가 하나가 되는 희열의 순간입니다.